生と死のおきて

よき理解者である妻　久佳と
よき批判者であるルリアと宗之へ

生と死のおきて
—生命倫理の基本問題を考える—

2001年4月10日　発　行
2003年10月10日　第2刷

著者　難　波　紘　二
発行所　株式会社　溪水社
広島市中区小町1-4（〒730-0041）
TEL（082）246-7909　FAX（082）246-7876
URL:http://www.keisui.co.jp/
E-mail:info@keisui.co.jp

The Rules of Life and Death:
Fundamental Problems in Bio-ethics

1st impression April, 2001
2nd impression October, 2003
Published by
Keisuisha Co., Ltd.
1-4 Komachi, Naka-ku, Hiroshima 730-0041
JAPAN
ISBN4-87440-646-7

生と死のおきて

——生命倫理の基本問題を考える

難波　紘二

溪水社

はじめに

「生命倫理」をテーマにした論文や書籍は沢山出ていて、目下の流行であるが、それらのいくつかを読んでみると、ほとんどがいわゆる「文科系」の素養をもつ人により、書かれており、いろいろな具体例を持ち出して、「ああでもない」、「こうでもない」と議論しているが、一向にその論点が明快でないし、結論は先送りされている、という印象をうける。

生命倫理とは、現代生物学や医学のもたらした生命に関する科学的知識を基盤として、既存の法律的常識、宗教的常識、歴史的認識をふまえ、さらに哲学や倫理学、論理学を総合して、導き出されなければならないと思うが、ある論者は論理学が弱く、論理展開に基本的な過ちをおかしているし、また他の論者は医学や生物学を知らないで、観念的に論理を展開している。また他の論者は、あれこれと既存の学問的権威を引用するばかりで、自分の心底からの意見がない。逆に生物学や医学を学んだ人には、歴史や宗教や法理論についての知識が乏しく、科学至上主義になっているものもある。

例えば江原由美子編『生殖技術とジェンダー』(一九九六)という本は、その題名にもかかわらず引用文献を見ると、生殖技術に関する専門的な論文や著書がほとんど引用されておらず、著者たちは生物学や医学の知識がほとんどないことが明らかである。それが、本文での「胎児の生命権と女性の自己決定権」をめぐる井上達夫（法学者）と加藤秀一（社会学者）との論争の、原因になっている。井上が理解する「胎児」は民法や刑法が規定する「胎児」であって、加藤が理解している「生きた」現実の、中絶の対象となっている胎児ではない。そして二人とも、卵管内での受精後、子宮への着床を待って初めて医学的な「妊娠」が成立するという事実も、それからしばらくたって、かたちとしての胎児が現れてくる、という事実も理解していない。

さらにひどいことには、巻頭の「人間・生命・倫理」と題する井上達夫論文は、一九八七年に日本評論社から出版された長尾龍一・米本昌平編『メタ・バイオエシックス』という本に収録されている井上論文とまったく同じものである。文字通り一字一句違わない。

私は文献調べをやっていてこのことを発見したとき、あきれかえってしまった。法学部の教授が平然と二重投稿をやり、人文科学部教授で、フェミニズムと生命倫理を研究する女性編集者がそれを見逃し、左翼出版で名のある出版社の編集部がそういう本を出版する。一体どうなっているのか。この人たちに倫理を論じる資格があるのだろうか。

これはひどい例だが、研究者の中にはまじめな人が多いことを述べておきたい。例えば、『生殖革命と人権』という本のなかで、法学者の金城清子教授は、生殖医療の最先端にあるオーストラリアへ一年間留学し、自らその技術の実際を見学し、生殖医療にかかわる法律や市民のあいだでの議論を取材し、その体験をふまえて発言をしておられる。

関根清三が編集した本のなかで、飯田亘之は「異端の脳死論」という論文を発表している。

これは脳の生理学にも、免疫学にも、まったく理解を欠いた立論である。

飯田は「脳幹機能が、機械により代替されるとすれば」という前提で、「脳死を人間の死とするには疑問がある」と立論している。本人の脳幹機能が、機械などで代替されるのであれば、誰も脳死など問題にしない。医者はそれを大歓迎するし、それに近いものとして、「人工呼吸器」を開発したのである。代替ができないから、大脳皮質が生きていても、脳幹（呼吸や血圧などの中枢）が破壊されれば、現状では脳死になるのである。科学と空想は違うということが、この人にはぜんぜんわかっていない。

さらに、多田富雄の「免疫の意味論」を読み違いして、生物学的個性と人格的個性をごっちゃにして議論している。脳死が人間の死であるという立場の論者は誰でも、人格と生物学的個性とが別物であることぐらいは、前提として議論している。ＨＬＡに規定された生物学的個性が人間だというのなら、ＨＬＡは遺伝子により規定されているので、つまるところ遺伝子が人格的個性だという遺伝子決定論にならざるをえず、それは結局、ドーキンスの「利己的遺伝子」に帰着するだろう。

一回きりしかない「人間」の尊厳を認めるには、個性を遺伝と環境及び本人の努力により創りあげられる、大脳のユニークさに求めるしかないのである。

こうしたいろいろなレベルの本が巷にはあふれている。そこで自分ならどう考えるかと、具体的な八つの問題について、できるだけ既存の権威に依拠しないで、専門用語の使用もできるだけ避けて、話のすじ道に重きをおいて、考察してみた。具体例の引用を避けているのですこし抽象的かもしれないが、それぞれの問題にはきちんと結論を出してある。出せないものには、その理由を説明したつもりである。

もとより「独断と偏見」に基づいたものであり、結論が社会常識という多数意見と合致しないものもあるが、一貫した論理に基づいて考察すれば、そういう結論になることがおわかりいただけよう。科学の立場からは、ある論文の内容が真実かどうかは、①論文の内容に内部矛盾がない、②現実に対して有効である、③それが他者の追試で再現できる、という三つの規準により判定される。

読者がこれらの規準により、忌憚のない批判を加えられることを希望している。

引用文献

(1) 森下　直『死の選択—生命の現場から考える』窓社、一九九九

(2) 江原由美子（編）『生殖技術とジェンダー』勁草書房、一九九六

(3) 長尾龍一・米本昌平編『メタ・バイオエシックス』日本評論社、一九八七

(4) 金城清子『生殖革命と人権—産むことに自由はあるのか』中公新書、一九九六

(5) 新田孝彦『入門講義　倫理学の視座』世界思想社、二〇〇〇

(6) 関根清三（編）『死生観と生命倫理』東京大学出版会、一九九九

(7) リチャード・ドーキンス（日高敏隆ほか訳）『利己的遺伝子』紀伊國屋書店、一九九一

生と死のおきて　目次

第二章　日本における生命倫理のあゆみ

第三章　脳死は人の死か

第四章　なぜ人を殺してはいけないか

第六章　自分の生命や身体をどうしようと勝手か

第七章　出生前診断により胎児に重篤な障害があった場合、中絶は認められるか

生と死のおきて

——生命倫理の基本問題を考える

第一章　どうしていま生命倫理がやかましいのか？

生命倫理に限らず、日本人の倫理・道徳が地に落ちたということは、過去十年くらい、盛んに議論されている。

【崩れ行く日本社会の倫理】

現象論をあげれば、まずリクルートコスモス社の未公開株が、政治家や官僚あるいは一部の言論人に優先的に譲渡され、彼らは地位を利用して不正に多額の利得をえたと糾弾された。続いて自民党の金丸副総理が佐川急便から五億円を受け取り、不正に蓄財し、脱税したとして摘発され、政治生命を失った。これにすぐ続いて、ゼネコン汚職が摘発され、元建設大臣が起訴された。

それが終わるか終わらないかのうちに、東京の協和信組と安全信組の不良債権問題が発生し、政治家の地位を利用して肉親の経営する会社に四十億円もの融資をさせ、そのほとんどを返済不能とした、元労働大臣が起訴された。

難波紘二：生と死のおきて．溪水社

これに続いて、石油利権にからむ泉井事件が摘発された。大手石油会社が石油公団から多額の融資金を引き出すために、政商の泉井純一が依頼を受け、そこからの政治献金を大物政治家に渡していた、とされる事件で、最重要人物の元通産大臣が、ガンで死亡したため、真相の解明は不発に終わった。

平成九（一九九七）年から十一（一九九九）年にかけては、書くのも嫌になるくらい、大蔵省関係の汚職が次々に発覚し、この省の構造的汚職だと結論され、平成十三（二〇〇一）年に始まった省庁再編成では、大蔵省は消滅し、財政と金融の二つの機能は分離された。

厚生省も負けてはいない。事務次官が補助金の見返りに賄賂を受け取り、裁判で懲役二年の実刑判決を受けた。大学教授も例外ではなく、ペースメーカーの導入にからむ汚職（千葉大、横浜市大）、新薬開発にともなう汚職（名古屋大）などが発生している。さらに最近では「旧石器遺跡捏造」事件も起こった。

これらが過去十年間にあいついで起こったのである。

「週刊新潮」に写真コラムを連載している山本夏彦は、「庶民は汚職する権力者を憎んでいるのではない、ねたんでいるだけだ」と述べている。機会があって、見つからなければ、自分もやりたいが、そのチャンスがないだけだ、と言うのである。「正義は国を滅ぼすが、汚職は国を滅ぼさない」とも彼は言う。

このコラムが多くの愛読者をもっていることから考えても、彼の主張に支持者が沢山あるのは疑えない。

社会のエリートの汚職に象徴される倫理観の喪失は、高位高官の場合には、メディアで大きく報道されるから目立つだけで、この国に広く浸透している。新聞の地方面を見れば、自治体職員、地方政治家、教師、会社員、主婦、青少年の不祥事が毎日のように載っているではないか。総合雑誌の「文芸春秋」は「なぜ人を殺してはいけないのか、と子供に聞かれたら?」という特集を組んでいるし、同じく「正論」は「日本人の志はどこへ行ったか」という対談を掲載している。

このような雑誌記事が掲載されるのは、これまで常識とされてきた社会の基本秩序が大きくゆらぎ、価値観や倫理観が急速に崩れて行きつつあるからにほかならない。ことに日本の場合には、高度成長経済が達成されたあと、八〇年代に「バブル経済」が発生し、「お金万能」、「額に汗しないでお金を儲ける」という風潮が社会全体に蔓延した後、突如としてそれが崩壊し、異常に長く、深刻な不況に陥り、それが年功序列人事の崩壊、終身雇用制の崩壊などと重なり、経済秩序、社会秩序の混乱と重なっているだけに、ことのほか深刻になっている。しかし程度の差はあるが、他の先進国でも同じような大きな変動が、すべての国に生じている。

【なぜ倫理は崩壊したのか】

では、そのような大変動はなぜ生じたのか。結論から言うと、モノつくりを基盤とした「産業社会」から「情報化社会」への大変動が、文字通り「革命」と言ってよいほどの大激変が、世界中で起こっているからである。新しい技術革命が、社会革命を引き起こしているのだ。社会革命はそれに続いて人間の意識革命つまり文化の革命を引き起こす。それがいま生じているのだ。

戦争に負けるとか政府が樹立されるとかといった政治的事件は短期間に生じ、すぐに効果をもたらすからわかりやすいが、巨大な革命は徐々に進行するから、なかなかそれと気づかれない。カエルを煮えたぎるお湯の中に入れるとすぐに飛び出すが、水のなかにいれて徐々に温度を上げていくと、それと気づかず跳び出す機会を失うと、言われる。われわれは歴史的な情報大革命という鍋のなかにいるカエルなのである。

このことはもっと巨視的に人類の歴史を見るとよりはっきりと見えてくる。

人類の二〇万年にわたる歴史のなかで、大きな革命が三つあった。そのうち二つは農業の発明による食料革命と機械による産業革命であることには、誰も異論がないだろう。第三の革命がいま生じている情報革命である。それがどれほど巨大な革命であり、人類の生活様式や労働形態、家族関係そして文化の総体に、どれほど根底的な変革をもたらすものであるかは、徐々に見ていく予定である。

法も倫理も人間の社会がつくるもので、その社会が変われば、古い社会のそれは崩壊し、新しいものに取って代わられることは、歴史がわれわれに教えるところである。

結論的に言えば、古い社会の倫理が急激に崩壊しているが、新しい社会の倫理はまだ広く成立していない、それが現在なのである。

【人類史に生じた三大革命】

その第一は約一万年前に始まった農業という革命である。これにより余剰食糧をつくり出すことが可能となった。商業の誕生、社会的分業の誕生、都市の発生、文明の誕生と発展などは、自分が消費する以上に余分な食料があって初めて可能になることで、農業の発明がそれを可能としたのである。これにより生まれた第一の波の波及が十七世紀まで、つまり産業革命まで続いた。この革命は基本的に直接的太陽エネルギーに依存していた。

第二の革命は、十八世紀に始まる産業革命で、蒸気機関、電気モーター、ガソリンエンジンなどの発明により、人間の労働力の節約、人とモノの急速な水平移動が可能となった。大量生産により商品を安価に製造することが可能となった。この革命による第二の波は十八世紀の後半に始まり、日本では一九七〇年代の後半まで続いた。この革命は、基本的に石炭や石油という化石エネルギーに依存していた。

第三の革命が、いま起こっている情報革命である。

第一の波の波及速度はゆっくりしていて、人間の意識や文化に、それとすぐに意識されるような急激な変動をもたらさなかった。仏教、ユダヤ教、儒教という世界宗教を生んだのは、この波による変動である。また第二の波が生み出したのが、キリスト教の宗教改革であり、なかでもカルヴァン主義がその後の歴史に果たした役割は大きい。

第一の波が生み出した社会変革は、男尊女卑の大家族制の家父長制である。これは第二の波が始まると大家族の崩壊にともない、より小さい核家族に移行するが、家父長制はそのまま残った。

十九世紀に入り、産業革命の結果、農村が解体し、都市に労働者があふれ、貨幣を媒介とする商品経済が主体となったとき、社会や家族の構造に大変動が起こり、既存の道徳的秩序が崩壊した。人々はもはや牧歌的な「村落共同体（ゲマインシャフト）」には、住めなくなり、「契約」により労働力を売る都市の「利益共同体（ゲゼルシャフト）」に暮らすことになった。その会社や組織のために嘘をついたり、騙したり、モノを盗んだりするのは許される、という新しい一種の職業倫理が生まれた。

農業に基盤をおいた古代のペルシア帝国では、最大の悪徳は嘘をつくこととホンネを偽ることだった。ダリウス大王の宮廷では、国家の大事は二度審議された。一度目は素面で、二度目は酒を飲んで。両方の結論が一致したときにその決定は有効とされた。嘘つきの「オオカミ少年」の民話も、農業社会が生み出したものである。

ゲゼルシャフトでは、肩書きの付かない人間同士の連帯はこの上なく希薄となり、他人の非行には見て見ぬ振りをするという倫理も生まれた。都市の土地と住宅は狭く、数世代が同居するのは不可能となり、核家族が生まれ、父親が家父長をつとめる新しい家族が生まれた。

この波が欧米を最初に襲ったあと、十九世紀の半ばには、売春、暴力、殺人、窃盗、アルコール中毒などの社会的問題がピークに達した。労働運動やマルクス主義はこの時代の産物である。ミシェル・フーコーは「マルクス主義は十九世紀という水にしか棲めない巨大な魚である」と述べている。


第二の波による変化は、欧米では一九三〇年代まで続いた。日本ではその変化は、それより三十年ほど遅れて「高度成長」が開始された一九六〇年代に、やっと本格的に始まり八十年代の半ばに終了した。それによる変化は一八六〇年代、つまり幕末に日本がこの第二の波にさらされて以来、持続的に起こっていたが、一世代で目立つほど、急激ではなく、また儒教と武士階級のモラルに由来する、キリスト教のカルヴァン主義に似たところのある独特の倫理観も残っていた。それを支えていたのは、家父長制の大家族制度と地主階級の存在である。

この第二の波は、世界に深刻な影響を与え、二度にわたる世界戦争を引き起こしたが、約二〇〇年かけて波及したので、それほど目に見えて急激な社会変動を引き起こしたとは言えない。

しかし注意深く観察すれば、その徴候はあちこちにあったのである。

山本夏彦は「戦後にあるものは、戦前に皆あった」と言う。核家族、女性の社会進出、親子関係の崩壊、青少年の非行、それらは確かに大正期から昭和の初期には、すでにその萌芽が見られていた。しかし日本は昭和初期の大恐慌以来、十五年間にわたり戦争を続け、政治も経済も庶民生活も強い社会的緊張のもとにあった。警察や軍隊の力が強く、それが庶民の生活の根底で静かに進行していた、倫理道徳の変化につながる意識の変化が表面に出るのを押し隠していたにすぎない。振り返ると、満州事変に始まり敗戦により終わった昭和の初めの十五年間が、むしろ異常であったので、「大正デモクラシー」の延長線上に、「もはや戦後ではない」と言われた昭和三十一（一九五六）年以後の日本の変化を位置づけることができるのである。

　戦争が終わってまもなく作られた木下恵介監督の松竹映画「日本の悲劇」（昭和二十八年）には、戦争未亡人の母親とその二人の子供の考え方の違いが、みごとにとらえられている。子供に高い教育を受けさせ、出世させることで、冷たい親類を見返してやりたいと願う温泉宿の女中の母親と、医学部に進学したために将来にそなえて医者の養子になる生き方を選ぶ息子と、洋裁と英会話を身につけたために自立した生き方を選択し、男と駆け落ちする娘。子供たちと家を再興し、夫の墓を作るのを楽しみとして苦労を重ねてきた人生の意味を見失い、列車に身を投げる母親。ここには疑いもなく現在に通じる普遍的問題がある。

　この子供たちの価値観と態度は、わずか八年たらずの「戦後民主主義」が生み出したものではない。焼け野原になった東京の下町にあった家族の家に比べて、焼けなかった山手の閑静な住宅地にある老医師夫婦の家はなんと広く、豪華な洋式家具に彩られていることか。まるでホテルではないか。個室で、洋机に向かった息子はラジオのクラシック音楽を聴きながら、洋医書をひもといている。それは「大正デモクラシー」が作り上げた世界であり、下町の指物大工の娘として生まれ育った母親には、縁のない世界であった。子供に教育をつけるとは、子供が出世するとは、そういう世界の住人になるということなのだ。

同じ年に小津安二郎の「東京物語」も作られている。この映画でもテーマは古い家族の人間関係が薄れていき、親子の関係も昔とは異なってきたという問題である。

昭和二十八（一九五三）年という時点は、戦後の混乱も一応おさまっていて、「アプレ」と呼ばれた若者の心理や行動の変化が一時的なものではなく、永続的な変化なのだということが、これらふたりの名監督にはわかっていたのであろう。

このように第二の波による変化は、数世代をかけて徐々に進行した。幕末から大正のはじめまでのおよそ半世紀の間にゆっくりと起こった生活の変化と人々の意識の変化は、田山花袋の小説『時は過ぎゆく』（大正五年）によく描かれている。

が、第三の革命つまり情報革命とその波は違う。

【第三の波】

第三の波の始まりは、今世紀の初めのエジソンとベルによる電話機の発明やマルコーニによる無線機の発明までさかのぼるが、本格化したのは今世紀後半に入ってからである。米国ではすでに一九六〇年代に社会の変容が始まった。しかしさらに本格的にその波が強まったのは、パソコンが職場に登場した一九八〇年代である。

一九八〇年代初めに第二の波による産業化社会が完成したとき、農業や漁業などの第一次産業に従事する人口は全体の五％位に減少していた。製造業などの第二次産業に従事する人口は六〇％を占めていた。しかし教師、事務職、事務補助職、医師・弁護士などの非肉体労働に従事するいわゆるホワイトカラーの数は、急激に増大していた。バブル期に「きつい、汚い、危険」がつきまとう「３Ｋ」の職場が嫌われ、理系出身者が金融業などの事務職に就職したのは、ホワイトカラーの職業が、高収入だったからである。

ところが、携帯電話、ファックス、電子メール、パソコンの本格的利用は、情報・通信の革命を引き起こし、人間の脳の記憶容量を外部記憶のかたちで、一挙に爆発的に増大させた。

これまでホワイトカラーの労働が高く評価されていたのは、それを置き換えるほどコンピュータの性能がよくなく、誰でも買えるほど安くなかったからにすぎない。ワープロの普及でタイピストは失職したし、自動交換機とダイヤルインの普及で、電話交換手の仕事はなくなった。個人印刷の普及で、町の印刷所には名刺印刷の仕事も年賀状印刷の仕事もなくなった。バスも電車もカードのおかげで、切符販売も検札も集計業務も簡単になり、駅員の多くが不要になった。オンラインで結ばれた自動支払い・振り込み機械のおかげで、銀行の窓口業務の仕事も大幅に縮小された。やがてコンビニで銀行の仕事をする時代が来るから、銀行員の給料はコンビニの店員と同じになるだろう。本や自動車や保険や株券のようなものさえ、インターネットで注文できるようになり、本屋も自動車や保険の外商も証券会社も大きな打撃を受けている。教育でさえも情報機器や衛星放送のおかげで、大きく変わろうとしており、少子化とあいまって塾の倒産や教師の失職をもたらすだろう。コンピュータの利用のおかげで、出版・印刷には大きな変動がおきた。マスコミも衛星テレビの普及やインターネットの利用により、テレビ局の経営は悪化しているし、部数数百万部を誇る大新聞の将来も決して安泰とは言えない。

つまりいま起こっているのは、ホワイトカラーの労働内容の一大変容なのである。これまでの革命では、まず農業が機械化され、ついで工場の肉体労働が機械化された。ホワイトカラーの仕事が最後に残ったので、だれもがそれになりたがったのである。それには高等教育が必須だったので、大学に進むものが増えたのである。一九六〇年代に一〇%だった大学進学率が九〇年代に五〇%を超えたときには、情報革命が始まっていた。かくして大学は「普通教育」になった。そして普通の仕事なら、はるかに安いパソコンがこなせるようになっていたのである。

このような変化は、同時に生じている性と生殖の革命とも並行している。戦後、人工妊娠中絶の自由やコンドームとピルのおかげで、女性は妊娠と出産の自由を手に入れた。性と生殖は基本的に切り離されたものになり、もはや基本的知識のある人々にとって、「妊娠や性病の恐怖」は自由な性行動を制約するものにはなりえなくなった。

「男女同権」の思想はフランス革命の結果生まれたが、それが実現のための基盤をもつようになったのは、過去五十年間における家電製品の普及と進歩、子育ての制約からの解放、コンピュータの普及によるきつい肉体労働からの解放の結果である。

この過程は、核家族の崩壊、未婚の社会人の増大、離婚率の上昇、出生率の減少、社会全体に占める老人人口の増大という現象を、先進国全体に生み出してきた。

この結果、欧米ではどの国でも、貧富の格差の増大、片親のいない子供の増大、青少年の非行の増大、犯罪一般の率の上昇、宗教の没落などの問題が生じている。

つまり家族、結婚、出産、育児、子供の教育といった、産業革命が手つかずに残した既存の慣習と制度が、そしてそれにかかわる従来の倫理・道徳がいま先進国では、崩壊しつつあるのだ、と言うことができる。

たとえて言えば、第一の波は人間の胃袋を満たす革命であり、第二の波は人間の筋肉を強化する革命であった。第三の波は、人間の脳を強化する革命である。脳の活動こそ人間が人間であるゆえんなのだから、この革命が人類史を変えるものとなるのは、当然なのである。

【日本社会の特殊性と第三の波】

「遅れてきた帝国主義」として始まった日本では、太平洋戦争が終わったとき、産業革命はまだ終わっていなかった。戦争ですべてを破壊されたため、日本はまったく新しく設備投資を行い、わずか四十年でこれを遂行し、米国につぐモノつくりの生産力を発展させた。「高度成長経済」の終わった一九七五年には、すでにアメリカでは第三の波が高まっていて、経済の主力は「情報・通信」に移りつつあった。だからアメリカのあらゆる部門で、これまでの製造業は次第に力を失っていきつつあった。エズラ・ヴォーゲルによる『ジャパン　アズ　ナンバーワン』という本が米国で出版されたのは一九七九年である。バブル経済とは、このグローバルな変動を見誤り、低下するアメリカ製造業の生産力カーブと上昇する日本のそれとのクロスオーバー点に生じた、瞬間風速としての「世界一の経済力」を、日米の永続的な経済力全体の変化と錯覚したために生じたにすぎない。バブルで失った八百兆円は、ほとんどアメリカに吸い取られたものである。これが「第二の敗戦＝マネー敗戦」の本質である。

ヴォーゲルは本の中で、日本の成功は「伝統的国民性や昔ながらの美徳によるものではなく、日本独特の組織力、政策や計画により意識的に生み出されたもの」であると述べている。米国はほとんどの分野で日本よりはるかに先に進んでおり、研究能力、創造性、天然資源、人的資源のいずれにおいても圧倒的に日本を凌駕している。ただ欠けているのは、すべての資源をひとつの目的＝経済の成長にむけて組織する長期計画だ、と指摘したのである。その計画とは、まさに日本が戦後の焼け野原のなかで、政治家と経済界と官僚という「鉄の三角地帯」が作り上げた、欧米に「追いつき追い越せ」という国家目標だったのである。それは実際には、不徹底だった日本の産業革命を完遂するということだったのである。

難波紘二：生と死のおきて．溪水社

【知のフォッサマグナ】

さて日本では、産業革命の達成後、将来展望を見失い、バブルに狂奔し、その後始末も遅れて、貴重な十年間が「失われた十年」になってしまった。バブルの始まりからこれまでに二〇年が経っているが、この間にアメリカは「脱工業化社会＝情報化社会」への変換を終えてしまった。ヨーロッパでもEUを誕生させ、経済統合から政治統合へのあゆみを進めている。小国フィンランドが携帯電話では世界を制覇しているし、アイルランドはIT革命により年率八％の経済成長を続け、ソフトウェア輸出額では世界トップに位置してきている。イスラエルも同様に情報通信でリードしている。これらの国々が同じように転換をなしとげたか、あるいはなしとげつつあるのは間違いないだろう。

一方、日本では、脱工業化社会へのしっかりした見取り図を描くことができず、バブルの後遺症で右往左往し、哲学なきリストラが進行し、みんなが「漠然とした将来への不安」を感じるなかで、場当たり式に「情報化社会」への移行が行われている。バブルの後始末と新社会への変革とが一挙に起こりつつある。つまり日本では、他の先進国にまして、第三の波の影響が、短時間に（アメリカでは五〇年近くかかっているのに、日本ではわずか二〇年で起こっている）、かつ大規模に生じている。

明治生まれの人は、一生の間に、ランプから電灯へ、ラジオから衛星デジタル放送へ、郵便から電子メールへ、人力車から自家用車へ、水くみから給湯機へ、かまどからガスコンロへ、屋外のくみ取り便所から水洗便所へ、団扇からエアコンへ、鉄道から飛行機へ、よろず屋での買い物からスーパーへ、というめまぐるしい変化を体験している。しかもこの変化のほとんどは過去三〇年間に生じたものである。

つまり現在三〇歳以下の若者には、産業革命の達成成果が、すべて生まれたときから当然のものとしてそなわっていたということだ。それ以前の「貧しい日本」を知る世代と知らない世代の断層は大きい。私は知識や感性のレベルで、一九六〇年以前に生まれた人と六〇年以後に生まれた人のあいだには、簡単には埋めようもないほど、大きな差があることに、多数の学生を長年教えてみて気づいた。そのギャップを私は「知と情のフォッサマグナ」と呼んでいる。この大断層が生まれた要因には、いろいろあり、いまここで議論はしないが、世代間の共有知識にこれだけ大きな差があると、価値観や倫理・道徳観に大きな世代間格差が生まれるのは、当然と言えよう。

知の断層とは、以下のような事実をさして言う。六〇年代以後に生まれた人たちは、格言・ことわざの類をほとんど知らない。歴史も文学も、科学も知らない。映画もほとんど見ていない。だから共通の話題がない。古い世代との間に会話がないだけでなく、彼ら同士の間でも実のある会話はない。

情の断層とは、以下の例のごときものを言う。若者は、かりに知識があり、哲学、歴史、文学、科学に通じていても、かつての古い世代の若者のように、「近代」というあれほど明治以来、漱石や鷗外や北一輝や丸山真男を悩ました問題に、「超克する」などと悶々とするところがない。

評論家の山崎正和は「近代日本の百冊を選ぶ」という座談会で、つぎのように述べている。

「日本は一九八〇年代に入ることで初めて、カッコ付きの近代を卒業することができた。少なくとも文学においてはそうであり、たぶん知的世界全体においてそうだったんじゃないかと思うんです。それはインテリからの脱却であると同時に、あらゆるイデオロギーからの脱却でもあったわけです」（『近代日本の百冊を選ぶ』）

まさに七〇年代の後半に日本が産業革命を終了し、欧米と同じラインに並んだから、八〇年代に入り、村上春樹や村上龍、田中康夫のような、これまでの「純文学」とは無縁の、「近代を突き抜けた」作家たちが出現したのである。

われわれの情念の大部分は、幼少期に脳の視床下部において固定されるわけであるから、四十歳以上の古い世代は、知性でそれを理解することはできても、感性でそれを味わうことはできない。そして感性こそ、倫理・道徳の源泉なのである。この感性の変化が、現在生じている倫理・道徳上のさまざまな問題の根底に横たわっている。そして山本夏彦の言うように「起こったものは元には戻せない」のである。

【第三の波と倫理・道徳の変化】

さてこの第三の波つまり情報技術革命（IT革命）が、これまでの二つの波の中で、もっとも巨大なものであり、医学・生命科学の進歩と相まって、人類の歴史をすっかり変えてしまうほどのものであることが理解されれば、これにともなう社会変動も、法や倫理・道徳の変動も、これまでになく大規模であることも理解されよう。なにしろそれは産業革命が無傷のまま残した部分、つまり個人の最低のまとまりである夫婦とか家族に変動をもたらしているのだから、ただではすまないのである。

この変化が、遅れて「情報化社会」に突入しようとしている日本では、他のどの国よりも顕著に現れている。それがいま、生命倫理を初めとする倫理・道徳がにわかに議論されるようになってきた背景である。その深刻さは「文芸春秋」という名だたる総合雑誌が、「なぜ人を殺してはいけないのか、と子供に聞かれたら?」という特集を組んでいたことにもあらわれている。先進国でこんな馬鹿なテーマで一流雑誌が特集を組むなど聞いたこともない。

さらにもっと嘆くべきは、特集のテーマで十四人の識者が執筆しているのだが、回答をずばりと書けているのは、野坂昭如、立川談志、谷沢永一の三人しかない。つまりあと九人は、韜

難波紘二：生と死のおきて．溪水社

晦しているのか、知らないのか、とても親や教師が子供に話せるような内容ではない。いまの日本の不幸は、グローバルに生じている変化を読みとり、その中に日本と日本人を位置づけて、確固とした未来図を描けるような知識人がほとんどいないことである。つまり知識人自体が総体として混迷のなかにある。

これは「正論」の西部邁と小林よしのりの対談を見れば、もっとはっきりする。二人は、日本人に失われた「大いなる気概と覚悟を取り戻すために」、「日本人の道徳や倫理の規範を砕いた〝進歩の歯車〟をわれわれはいかに押しとどめたらいいのか」という発想で話をすすめている。

これでは産業革命の初期に、工場機械こそ失業を生み、道徳を崩壊させ、犯罪を増加させる元凶であるとして、「機械打ち壊し（ラダイツ）運動」を起こした人々とまるでおなじではないか。一九八〇年代に情報化革命の進行につれて、アメリカで「道徳再武装運動」を起こした宗教家たちと同じではないか。彼らは情報化革命が一段落した現在では、見る影もない。

私には現在の「右翼的」な一部の知識人は、明治維新のあとに熊本で神風連の乱を起こし、日本刀で政府の銃撃部隊と戦った時代錯誤の武士たちと同じように思える。時代に対する認識が大きく欠落しているのである。

国際政治学者の中西輝政はこんな話を紹介している。

海軍予備学生から海軍大尉となり復員し、戦後の復興に努力し、いまはある大企業の相談役をしている人の話だそうだ。

「日本はあの戦争に物量や民主主義で負けた。そう思って経済力や民主主義の力をつければ立派な国になると励んできた。そして『日本人が日本人であるかぎり、日本の精神はなくならない』と確信していた。ところが日本にないものを見つけようと走っているうちに、いつの間にかこれまであったものがなくなってしまった。

『人間の心というものは、いつも耕していないと、だめになるものだ』と分かった」

倫理感覚に大きな変動が起こったことが、ここでも郷愁として認識されている。

この人の事態に対する認識は正しいが、歴史はもとに戻らない、その認識が欠けているのである。

【過渡期の倫理変動】

いま、既存の倫理体系は大きく揺らいでいるが、振り返れば、社会革命が進行するとき、そんなことはこれまでにもあった。徳川幕府が崩壊し、幕藩体制が消失したとき、武士を中心とする倫理体系は崩れた。「世が世であれば」というのは、しょせん繰り言で、元の社会には戻らない。太平洋戦争に負けたときも、既存の倫理体系は崩れた。華族や地主は没落し、「民主主義」の世の中になった。いずれの場合も、元の支配者階級やそれに密着して生きていた人たちは、大きな危機感を抱いたが、やがて新しい秩序と道徳を社会は生み出してきた。

難波紘二：生と死のおきて．溪水社

フランシス・フクヤマは、ブリゴジンの「混沌からの秩序」理論を援用し、人間には社会秩序を再構成する能力があると、事態を楽観的に受けとめている。事実、脱工業化社会に入ったアメリカでは、都市犯罪の発生率は低下し始め、青少年の非行も減少し、離婚率や出生率の低下にも歯止めがかかってきている。おそらく日本も三十年程度の遅れでそうなるだろう。

「来るべき世界」がどのような社会になるかは、誰にもはっきりとした予測はつかない。しかしそれが個人中心の、個人主義をもっと押し進めた社会になることは、はっきりしている。それがギスギスした住みにくい社会になるか、他人に優しい住みやすい社会になるかは、そこに生きる人たちの選択にかかっていると思う。

いま、日本人に求められているのは、「自立した市民」として、「責任ある市民社会」の一員になる努力である。十分な科学的知識と歴史認識を基盤として、借り物でない自分の意見を、さまざまな問題について見いだし、自分の責任で行動する努力である。そのために情報機器とその各種ソフトウェアはまたとない助けになるだろう。幸い、さまざまな虚偽のイデオロギーを吹聴することで、これまで市民の真の覚醒を妨げてきた「知識人」なるものは、混迷の極にあり、総合雑誌でみじめな姿をさらけだしている。貴方が自立できるのは、いまなのだ。この本は、そのような貴方のために書かれている。

引用文献

（1）室伏哲郎『日本汚職全史―ミレニアム構造汚職130年史』世界書院、二〇〇〇
（2）村上　龍『コインロッカー・ベイビーズ』角川文庫（初版　講談社、一九八〇）
（3）村上　龍『「失われた十年」を問う』NHK出版、二〇〇〇
（4）山崎正和ほか『近代日本の百冊を選ぶ』講談社、一九九四
（5）アルビン・トフラー『第三の波』中央公論社、一九八二
（6）フランシス・フクヤマ（鈴木主税訳）『大崩壊の時代』早川書房、二〇〇〇
（7）アルフレード・ヴァラダン（伊藤　剛ほか訳）『自由の帝国―アメリカン・システムの世紀』NTT出版、二〇〇〇
（8）エズラ・F・フォーゲル（広中和歌子、木本彰子訳）『ジャパン　アズ　ナンバーワン』TBSブリタニカ、一九七九
（9）佐伯啓思ほか『優雅なる衰退の世紀』文芸春秋、二〇〇〇
（10）カレル・ヴァン・ウォルフレン（鈴木主税訳）『人間を幸福にしない日本というシステム』毎日新聞社、一九九四
（11）「文芸春秋」二〇〇〇年11月号、文芸春秋社
（12）「正論」二〇〇〇年11月号、産経新聞社
（13）田山花袋『時は過ぎゆく』新潮社、一九一六（近代文学館　名著復刻全集版）
（14）I・プリゴジン（伏見康治ほか訳）『混沌からの秩序』みすず書房、一九八七

第二章　日本における生命倫理のあゆみ

今日、生命倫理と呼ばれている「ヒトのいのち」にかかわる倫理・道徳上の諸問題は、医学や生物学の進歩が技術的応用の段階に入って、多くの人々の注目するところとなった。

しかし既存の倫理観に大きな変更をもたらすかもしれない、医学・生物学上の大きな発見や発明は、すでに一九五〇年代には姿をあらわしつつあったのである。

例えば、一九五二年までに遺伝子の本体はDNAという化学物質であることは、エイブリーやハーシェイなどの肺炎双球菌やバクテリオファージを用いた研究で、明らかになっていた。またDNAが二重らせんになっているというワトソンとクリックによる「DNA構造モデル」は、一九五三年に論文として発表されている。この仕事に対してノーベル賞が与えられたのが、一九六二年である。それは異例の早さであった。

【生物学と倫理学の結びつきの始まり】

一九六〇年代に入ると、英国のシェフィールド大学の動物学教授F・J・エブリングは、現代の科学の発達により、伝統的な倫理慣習では対処できない新しい倫理的な問題が生起しつつあると考えた。

一九六八年に、こう彼は論じている。

「例えば、意識回復の見込みがぜんぜんない状況下で、人間の生命はどこまで機械で維持すべきなのか？　患者の生命を長引かすために、患者に与える苦痛を医師はどこまで許容すべきなのか？

普通の生活を送る可能性はまったくないか、あるいは重度の遺伝的リスクをもっていて苦痛に満ちた人生を送るか、幼いときに死ぬのがわかっている子供を受精したり、妊娠したりすることは許されるのか？」

こうした問題を各分野の専門家が集まり討議するために、エブリングは王立地理学協会に働きかけ、一九六八年九月二六、二七日に、ロンドンで「生物学と倫理（Biology & Ethics）」と題するシンポジウムを開催している。このシンポジウムでの講演者には、動物行動学者のM・R・A・チャンス、医学遺伝学者のC・A・クラーク、心理学者のB・フォス、環境保全財団のF・F・ダーリング、経済学者のJ・E・H・ウィリアムス、国立医学研究所のJ・H・ハンフリー、精神医学者のR・P・マイケルとD・A・ポンド、解剖学者のM・ポッツ、外科のM・F・A・ウッドラッフなどが含まれている。また討論者には、哲学者、神学者も入っている。

難波紘二：生と死のおきて．溪水社

王立地理学協会は、科学や医学上の大きな問題について、公開討論会を開いてきたので知られる。ダーウィンの進化論の妥当性や、ジョン・ハニング・スピークがナイル河の水源発見をしたという報告の妥当性についても、ここで討論会が開かれている。

従って英国の科学的伝統に照らしてみると、一九六八年という早期に、英国の科学の選良たちが、この来るべき大問題について、いちはやく討論会を開いても、驚くにはあたらない。

この記録は、エブリング教授が編者となり、一九六九年に一冊の本となって、アカデミック・プレス社から出版されている。

ここでは「バイオエシックス」という言葉はまだ使われていないが、内容はまさに今日、生命倫理として問題になっていることである。また本の題名も「バイオロジー　アンド　エシックス」であり、縮めればバイオエシックスになることは、明白である。

このシンポジウムでは、人口の調節、避妊と人工中絶、同性愛、臓器移植、不適者の生存と子孫を残すこと、野生動植物の保存、生物兵器の製造、科学者の社会的責任などの問題が討議されている。

私が知る限り、これが生命倫理についてのはじめての大がかりな研究である。

日本ではこの年の八月に札幌医大で日本初の心臓移植手術が行われた。これは外科の和田寿郎教授が、海水浴でおぼれた若者の心臓を、遺族の同意をえて、心臓弁膜症の若者の心臓と置き換えたもので、いわゆる「和田心臓移植」である。この行為は、最初は美談あるいは快挙として報道されたが、後に手術の適応性やドナーが本当に死亡していたのかどうかなど、多くの疑惑が明らかになり、かつ市民から殺人罪の告発を受けた札幌地検が、医学界の抵抗にあって起訴を見送ったため、国民の間に医学・医療に対する強い不信感を残した。脳死を人の死とするかどうかという問題が、のちに日本で大きな社会問題になった背景には、この事件処理のまずさがある。

【バイオエシックスの誕生】

英国でのこのような動きに触発されて、米国ウイスコンシン大学医学部の癌研究者ヴァン・R・ポッターが、『バイオエシックス』という本を、一九七一年に出版した。彼は一九七〇年に「バイオエシックス：生存の科学」という論文を発表しているから、「バイオエシックス」という言葉自体は、一九七〇年に生まれたことになる。（日本で「バイオエシックス」という言葉が使われたのは、ジョージタウン大学が編纂した四巻の『バイオエシックス百科事典』（一九七八）が最初だということになっているが、これは間違いである。）

ポッターの生命倫理は、英国地理学協会のシンポジウムと同様に、人間の医療の問題だけでなく、人間と地球環境とのかかわりも問題にしていた。彼の本は、一九七四年には日本でも生化学者今堀和友（東大理学部教授）らの手により翻訳されている。ポッターはこの本のなかで、農薬、化学産業、医薬品、自動車などによる空気、水、土壌などの環境汚染の問題などを広く論じ、地球という稀有な環境の中で人類の生き方を問題にしている。

難波紘二：生と死のおきて．溪水社

レイチェル・カーソンの、いまや環境保護問題の古典となった『沈黙の春』が出版されたのは一九六二年である。この本では農薬による環境汚染が強調されており、都市住民にとって水や農産物の汚染問題は大きなショックを与えた。

日本では、この本は一九六四年に「生と死の妙薬」という珍妙な題で邦訳が出版されたが、一部の専門家の注目しかひかなかった。一九七四年には、ベトナム戦争における米軍の枯葉作戦の非人道性と農薬漬けの日本農業の危険性が、かなり明らかになっていた。この年の初めにやっとカーソンの著書が、本来の『沈黙の春』というタイトルで文庫本として出版された。そしてこの年の十月から、有吉佐和子による「複合汚染」の朝日新聞連載がはじまった。日本で環境汚染の問題がクローズアップされるのは、高度成長経済がそのピークに達した七〇年代の中頃である。

しかし、一九七〇年代には、国土が広く人口密度も低いアメリカでは、環境問題はまだ深刻化しておらず、ポッターの思想は広く受け入れられるには至らなかった。

むしろ一九七〇年代には、先端医療のもつ問題点の方が、大衆の関心を集める状況が強くなっていた。地球環境全体の危機という問題はまだ大きくなっていない。その点でもポッターの主張は時代のはるか先を行っていたのである。

七〇年代に、臓器移植、延命治療、ガンの告知など、医療の現場で生じている倫理的問題に、哲学・倫理学の側からアプローチしたのが、ワシントンD・Cにあるジョージタウン大学の倫理学者たちである。彼らはケネディ・スチューデント倫理研究所に属していて、一九七八年に前述の『バイオエシックス百科事典』を編集するとともに、T・L・ビーチャムとJ・F・チルドレスは『生命医学倫理』という本を出した。このビーチャムらの立場と主張は、先端医療のもつ倫理的違和感を鋭敏に感じ取っていた、米国の一般市民にとってまことに適切なものと受けとめられ、「バイオエシックス」という言葉は、「患者の立場からの医療倫理」を追求するものとして理解されていったのである。

こうして遅れて本を出したビーチャムらの提唱した「医学・医療にかかわる倫理」の方が有名になってしまった。今日「バイオエシックス」が医療問題とからめて理解されることが多いのは、このためである。

このような理由で、七〇年代に米国で唱えられた「バイオエシックス」には、ヴァン・ポッターが提唱した広義のものと、ジョージタウン学派の唱えた医療に限定した狭義のものとの、二種類があった。

難波紘二：生と死のおきて．溪水社

「バイオエシックス」という言葉を生み出したポッターは後に、ビーチャムらのそれを「メディカル・バイオエシックス」と呼び、自らのものを「グローバル・バイオエシックス」と呼んで区別をしている。つまり「地球生命倫理」の中に「医療生命倫理」も含まれるのだという位置付けである。

ところで、「生命倫理」は、日本ではどのように受容されたのか。

【日本での生命倫理】

日本ではじめて生命倫理に着目したのは、当時日本医師会の会長をしていた武見太郎であろう。日本で最初の『バイオエシックス』という本を書いた占部文麿によると、それは一九七九年のことだという。武見は自分の発言を速記させ、「日本医師会雑誌」に掲載していたので、この雑誌に収録されている当時の会長講演や理事会議事録を調べると、そのことを確認できる。当時武見は「生存科学」ということを盛んに唱えており、上掲の『バイオエシックス百科事典』に、「日本の医師の職業的倫理」についての項目を執筆しているから、この本を献本されており、読んでいたと思われる。また読書家だった武見が、ポッターの原本を読んでいたのも間違いないだろう。

武見太郎は日本医師会の会長を長くつとめ、開業医の利益代表として、その政治的手腕を縦横にふるったが、彼自身は保険医療を自分の利益のために利用したことはなく、彼の銀座の診療所は最後まで自費診療をつらぬいた。彼は、日本医師会は「全国医師の学術団体である」という固い信念をもっており、本質的にはモラリストであった。

その最晩年には、「生存の理法」(ライフサイエンスに対する武見の訳語)と「バイオエシックス」を普及するために全力をかたむけた。日本医師会による「医療秘書学院」の創設も、そうした彼の哲学から生まれた。一九八二年に開設された全国の医療秘書学院では、占部文麿が執筆した『バイオエシックス』が教科書として用いられた。

こうした医師側の動きとは別に、ジョージタウン大学の姉妹校である上智大学で、一九七八年四月から、「生命倫理」の授業が開講されたという。

またこれとは別に、ジョージタウン大学の倫理学の教師をしていた木村利人が、ベトナム戦争の報道で知られるジャーナリストの岡村昭彦と連携して、一九八〇年に、日本各地で「バイオエシックス」の講演会を開いたという。

このように日本への「バイオエシックス」紹介の試みは、大きく分けて、三つのルートがあるが、一番哲学的・思想的深みのあるポッターの紹介が、武見によったため、一般には受け入れられず、ジョージタウン学派の、医療という狭い範囲の問題を具体的に論じるプラグマティックなものが、広く受け入れられることになってしまった。

難波紘二：生と死のおきて．溪水社

このことは、日本の倫理学者のなかでも比較的早期（九〇年代の初め）に生命倫理に取り組んだ、京大の加藤尚武らによる入門書の見出しと、インターネット上にある米国の「バイオエシックス」のサブカテゴリーとを、比較してみるとはっきりする。

加藤らの本では、以下の項目があげられている。

●インフォームドコンセント
●パターナリズム
●パーソン論
●生命の神聖さと生命の質（中絶、安楽死、尊厳死）
●医療資源の配分
●ケア
●生命倫理と現代社会（臓器移植法、社会的合意、公害病、宗教と倫理、家族）

これは基本的には医療を中心とした生命倫理で、ポッターの言う「医療生命倫理」だということが明瞭である。これに対して、インターネットに見られる米国のバイオエシックスには、以下のものが含まれている。

●中絶

●生命の終わり
●優生学
●クローニング
●遺伝子工学
●動物の権利と自由
●医療倫理
●研究者倫理
●ピアレビューのある雑誌

つまり現在（二〇〇〇年十二月）の米国の生命倫理は、ポッターらの唱える「地球生命倫理」にかなり近いものに変わってきており、八〇年代に「医療生命倫理」にかなり偏っていた米国の生命倫理は、一九六九年の英国の「生物学と倫理」でとらえられていた、地球規模で人類が遭遇している倫理道徳上の全般的危機に対処するという姿勢が、ようやく回復されつつあると言えるだろう。米国では、一九九八年に、生命倫理にかかわる既存の三つの学会（「健康と人間の価値学会」、「生命倫理コンサルテーション学会」、「生命倫理学会」）が合併して、「生命倫理・ヒューマニティ学会」が形成され、強力な研究と情報発信が展開されている。この点でも日本における生命倫理の研究は、米国におよそ十年遅れていると言えるだろう。

難波紘二：生と死のおきて．溪水社

いまや日本では、猫も杓子も「バイオエシックス」や「生命倫理」を語る時代になっているわけだが、そうなった過程については、土屋貴志の小論にゆずりたい。

生命倫理の基本的問題については、エブリングの『生物学と倫理』（一九六九）ですでに提出されており、そこで議論され、えられた結論は、西欧社会におけるこれらの問題への対処法として、過去三〇年の間に実践され、社会的にも定着してきている。その意味では、「生命倫理の基本問題」はグローバルにはすでに決着しているとも言える。

　この本では、それについても随所で紹介していく予定である。なお巻末の**資料1**に、生命倫理の歴史について簡単な年表をまとめておいた。

引用文献

(1) **F. J. Ebling (ed.): *Biology and Ethics*. Academic Press, 1969**
(2) 和田寿郎『ゆるぎなき生命の塔を―信夫君の勇気の遺産を継ぐ』青河書房、一九六八
(3) 共同通信社社会部移植取材班（編著）『凍れる心臓』共同通信社、一九九八
(4) アラン・ムーアヘッド（篠田一士訳）『白ナイル―ナイル水源の秘密』筑摩書房、一九七〇
(5) **Potter, V. R.: Bioethics, The Science of Survival. Persp. Biol. Med. 14: 127-153, 1970.**
(6) ヴァン・R・ポッター（今堀和友、小泉　仰、斎藤信彦訳）『バイオエシックス―生存の科学』ダイヤモンド社、一九七四
(7) レイチェル・カーソン（青樹簗一訳）『生と死の妙薬』新潮社、一九六四
(8) レイチェル・カーソン（青樹簗一訳）『沈黙の春』新潮社、一九七四

（9）有吉佐和子『複合汚染』新潮社、一九七五
（10）占部文麿『バイオエシックス』メディカルフレンド社、一九八二
（11）加藤尚武、加茂直樹（編）『生命倫理学を学ぶ人のために』世界思想社、一九九八
（12）土屋貴志「『bioethics』から『生命倫理学』へ—米国におけるbioethicsの成立と日本への導入」In 加藤尚武、加茂直樹（編）『生命倫理学を学ぶ人のために』世界思想社、一九九八、一四—二七頁

難波紘二：生と死のおきて．溪水社

第三章　脳死は人の死か

この問題は「人とは何か」ということの定義が人によりまちまちだから、答えが異なるのだと思われる。

まず「脳死」とはどういう状態か、ということを見る必要がある。

【脳死と植物状態はどう違うか】

脳死というのは、大脳、小脳、脳幹が壊死に陥った状態で、神経細胞が死滅して脱落している。脳死者の脳を解剖すると、どろどろに溶けている（図1）。神経細胞自体には再生能力がないので、いったん脱落した神経細胞は再生することがない。だから、脳死は不可逆的な状態である。つまり感覚力、思考能力、内的意識、自意識、夢を見る能力がすべて失われていて、人間的能力は完全に消失している。自発的に行動することも、自分で呼吸することもできない。呼吸器をはずせば三〇分以内に心臓の動きは停止する。

これとよく似た「植物状態」では、意識は失われているが、延髄の機能が残っているので、

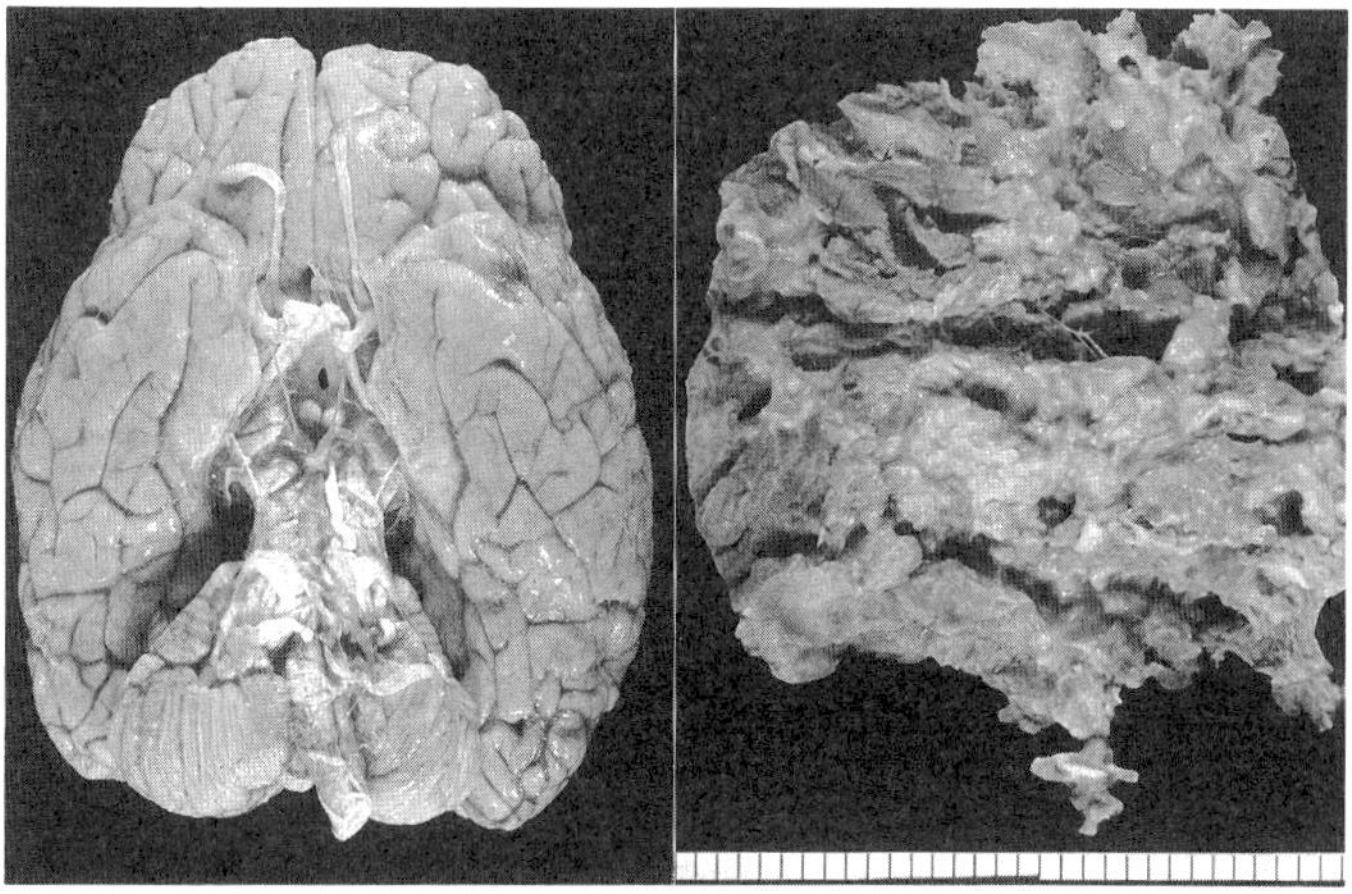

図１：脳死後の脳

左は正常の脳の下面。大脳、脳幹、小脳が形よくそろい、表面の軟膜が透明に輝いている。

右は脳死後約３ヶ月人工呼吸器につながれていた人の脳の下面。全体がドロドロに溶けていて、脳幹と小脳の区別もつかない。

（仙台市立病院　長沼廣博士および名古屋大学　伊藤雅文博士提供）

自発呼吸があり、飲み込み反射が可能である。ここで失われているのは人格と運動機能である。生きてはいるのだが、自発的に動くという動物的機能が失われ、植物のように生きているので、「植物人間」と呼ばれている。人格が失われているので、個性の死であり、オランダなど、この段階でリビングウィルに基づく尊厳死の対象としている国もある。

難波紘二：生と死のおきて．溪水社

「痴呆」が高度になると、人格が失われる。法律的にはこれを「禁治産者」とし、社会的な人として認めない措置をとっている。つまり禁治産者というのは社会人としての死の宣告である。作家の有吉佐和子が『恍惚の人』で描いたのは、痴呆が高度にすすみ、娘と嫁の区別がつかなくなり、食事したことを忘れ、大便をふすまに塗りたくる、人格が破壊された老人の姿である。

人間というのはその一生において、重層的に構成されていく。胎児、幼児、児童、少年、成人、老人という段階に応じて、責任能力や保護の必要性が分けられているのは、このためである。

多くの場合死は突然に訪れるから、人は人格を保持したままで社会人として死ぬ。しかし生活水準の向上と医学の発達により、それを少しずつ脱ぎ捨てて死ぬという場合が誕生した。それが高度痴呆、植物状態、脳死状態である。一人前の「人間の誕生」が連続的であるように、全的存在としての「人間の死」もまた連続的な現象であることが、医学や生物学の発達により明らかとなってきている。

これまで確実な死と考えられてきた「心臓死」（いわゆる「古典的三徴候死」）の場合でも、死体から取り出した腎臓や角膜は移植すれば、他人の体の中でいつまでも生き続けることができる。また骨や皮膚の細胞は、火葬にしなければ、何週間でも生きていて、その細胞からクローンを作ることができる。もし生物学的個性を体現している個々の細胞を、ヒトだと考えるなら、火葬は殺人だとも言える。

一方、脳死というのは、人格は完全に失われ、自動運動はまったくなく、呼吸さえも自力でできない状態で、生物学的には発生初期の胎児よりも完成度が低い状態にまで、還元されている存在である。胎児は心臓が動いており、自力で呼吸（肺を使わない「内呼吸」だが）している。成人となってから後に生じる脳死では、身体が大きく、元気なときの顔かたちが失われていないから、「死んでいる」と思わないだけである。

人間の生も死も連続した現象であり、区切りは絶対的に客観的なものでなく、人為的な線引きによるものであり、その境界は歴史的に変化してきた。

【脳死と尊厳死】

生とか死とかいう抽象的な言葉を用いず、問題を具体的な場面として設定して考えれば、脳死問題は簡単である。

「人格とすべての知覚が失われ、自発呼吸ができなくなり、絶対に回復不能な患者に、人工

難波紘二：生と死のおきて．溪水社

呼吸器の装着を含めた延命措置をほどこすべきか?」

これに、「延命措置の費用は家族負担とする」という条件でもつけば、ほとんどの人は身内の患者から呼吸器をはずすことを一週間から二週間くらいで要望するのではないか。

また人の尊厳という観点から、自分の問題として議論することもできる。

「人間は意識が完全に消失し、回復不能な状況になっても、呼吸器やチューブにつながれ、救急治療室でいつまでも生かされるべきか?」

これも大部分の人の結論は、ノーであろう。

私の妻の母、つまり私の義母はお正月の残りのお餅をのどに詰まらせて窒息した。救急車で大学病院の救命救急センターに運ばれたが、糖尿病にパーキンソン病という基礎疾患があり、窒息時間も三〇分近くにわたったため、意識は回復せず、脳死状態になった。

センターの長は私の同級生でもあり、医学的状態を詳しく話してくれた。私は即座に義母の回復が絶対にありえないことを悟ったが、デリケートな問題であるだけに、家族の気持ちが落ち着き、自ら人工呼吸器をはずしてくれと言い出すまで待ってほしいこと、そして積極的な延命治療はしないようにお願いした。

家族には、「残念だが脳死状態であり、回復の見込みはない。しかし気のすむまで全力で看病してあげてほしい」と話した。妻とそのきょうだいは、交代で病室に泊まり込み、看病に当たった。脳死判定から二週間が過ぎても、手足がぴくりとも動かないのがわかると、「母は死んだのだ」ということを素直に受けとめられるようになったようである。父親と子供たちが相談して、長男から「人工呼吸器をとめてほしい」という自発的な申し出があった。家族全員が見守るなか、主治医が人工呼吸器をはずし、心電図のモニターをみんなで見つめた。規則正しい波形を描いていた義母の心臓は、やがて不規則になり、散発的にしか収縮しなくなり、およそ二〇分後に完全にフラットになった。

義母の場合には、老後は糖尿病、メニエル病、パーキンソン病と慢性のつらい病気に苦しめられていて、満身創痍で生きているという状態であったから、脳死状態が訪れたとき、肉親も比較的早くあきらめがついたのではないかと思う。

若者の脳死では必ずしもこうはいかないだろう。作家の柳田邦男は、二十五歳の息子が縊死自殺を試み、脳死状態になった後死亡するまでの経過を『犠牲』という作品として発表している。この作品そのものが、彼が深い喪失感から立ち直るためのサクリファイスである。

息子は心停止状態で入院したが、一日目は微弱ながらも自発呼吸があり、聴性脳幹反射もあった。しかしその後脳虚血にともなう脳浮腫が急速に進行し、脳ヘルニアを起こし、三日目に脳死状態に陥った。柳田が見せられた脳のCT写真では、大脳が溶けて頭蓋内が真っ黒く写っていたという。

難波紘二：生と死のおきて．溪水社

医学に取材したノンフィクションも数多く手がけている柳田には、息子が脳死に陥ったのは明らかであり、ここからの蘇生がありえないこともよくわかっている。

それでも彼の感性は、「息子の死」をすぐには実感として受けとめることができない。以下長男と彼との会話。

「毎日洋二郎の側に付き添っていると、脳の機能が低下しているといっても、身体が話しかけてくるんだなあ。全身でね。」

賢一郎もそう感じていたのかと、私はうれしい気になった。

「ぼくもそう感じるよ。言葉はしゃべらなくても、体が会話してくれる。不思議な気持ちだね」

このような会話が自然に成立するのが、「脳死」というものの、特徴であろうと思う。

しかし柳田一家は、脳死を理解し、心停止後の腎臓の提供を申し出る。これを受けて、五日目に第一回の脳死判定が、翌日第二回目の判定が行われ、八日目に血圧を維持するための昇圧剤の点滴が中止された。

十一日目に血圧が低下し始め、腎臓を移植に適した状態に保つために臓器保存液の注入が行われた。これにより心臓はリズミカルな拍動を停止し、心房細動の状態（脈が触れない）に移行した。主治医が人工呼吸器のスイッチを切り、死亡が確認された。

このケースでは、脳死判定後、家族内で臓器提供の話しあいが行われ、臓器提供の申し出が行われたので、その後の積極的延命治療が中止されている。

脳死を人の死として認めるというのは、本来的にはこのように「いつまで治療を続けるか」という問題に結論を出すということであった。

それがややこしくなったのは、臓器移植と結びついたからである。脳死は本来は脳外科や神経内科領域の問題であり、臓器移植とは別に、「尊厳死」の問題として議論すべきだったのだが、日本ではさまざまな理由でそれができなかったために複雑になった。

結論から言うと、脳死は人の死と認めるべきである。それを判定する方法の妥当性についての議論や、患者が脳死に陥るのを避けるための治療法の開発についての議論は、脳死を人間の死として認めるかどうかという本質論とは別に論議すべきである。ましてすぐに脳死と臓器移植を結びつけるのは論外である。

いまかりに、現実に日本で起こっている事態とは別に、臓器移植と関係なく、脳死を人の死と認めたらどうなるであろうか、ということを考えてみよう。

まず脳死状態に陥ってからは、人の死となるのであるから、それ以後の「治療」は医療でなくなる。従って生きた病人の治療を前提とした健康保険の対象外となり、保険ではカバーできなくなる。しかし医師や看護婦はもし遺族（家族と言うべきか）が希望するなら、従来通りの「治療」を継続するであろう。しかしその費用は、健康保険によってではなく、その家族の個人負担により支払われるようになるだろう。

つまり「脳死」になっても人格が生きていると思う人は、自分の金で治療をしてもらうことになるのである。同じように、脳死体から臓器摘出が行われるとしたら、そのための経費は受益者（レシピエント）が負担すべきである。それは公的保険ではなく、個人保険によることが望ましい。

難波紘二：生と死のおきて．渓水社

このようなことは「三徴候死」による死の判定が明治時代に導入されたときにも起こっている。つまりこの新しい規準が受け入れられず、これを死と認めなかった人たちがいた。とくに明治政府は、廃仏毀釈政策のため当初「火葬禁止」を強制し、明治二〇年以後はコレラ対策のため「土葬禁止」を強制したから、庶民のとまどうことはひとかたでなかった。ただ当時は医療保険がなく、医療は誰も自分の金を払って受けていたから、無駄な金を使いたくないという意識が強く働き、大きな社会問題にならなかっただけである。治療はやめても、愛する人の死を受容できるまで遺体を家に置いて、火葬や埋葬を引き延ばす人は沢山いた。

今日でも「三徴候死」を認めない人がいて、自分の金で祈祷師に治療してもらうことは、法律も禁止していない。実際に死体をホテルの一室におき、数ヶ月にわたり、再生のための「治療」を行った事件があるが、この治療を行ったある宗教の教祖を詐欺罪で罰することも、家族を死体遺棄罪で罰することもむつかしい。

脳死が人間の死として社会的に定着するためには、行政の側にそのような過去の歴史への洞察が必要であり、また過渡期の人々への配慮が必要であろう。

【脳死と移植医療】

ついで万能の医療のように宣伝されがちな移植医療の基本的な問題点について述べよう。脳死は、日本の場合、臓器移植との関係でクローズアップされ、「臓器移植法」（一九九七）の成立に至ったのであるが、臓器移植医療自体は決して理想的な医療ではない。慢性的なドナー不足が引き起こすさまざまな問題や高額な医療費の問題以外に、つぎのようなふたつの原理的な問題がある。

第一は生物学的個性の壁である。

「移植」という概念は、一般には患者の身体に、他人から生きた臓器や組織を移し替えることを意味している。それは患者が明らかに個体として存在し、移植される組織や臓器がはるかに小さい場合は、「主体」と「客体」の関係は歴然としているが、本来的には両者の関係は、相対的なものである。

ある患者は心臓の移植を受けて生きているとも言えるし、心臓は移植されることで生き続けているとも言える。この関係は、ドナーの家族には認識されていて、臓器が生き続ける限り、亡くなった人は生き続けていると考えて、自分たちを慰める人たちもある。

全身に放射線をあびた人や未熟児のように、免疫機能が低下した個体に新鮮血輸血や骨髄移植を行うと、「ＧＶＨ病」が起こる。これは移植片（Graft）が宿主（Host）に反抗（Versus）するために生じる病気で、新鮮血に含まれる白血球が宿主を異物と見なして拒否反応を起こすのが、本態である。通常の拒絶反応は、宿主の免疫系が移植片を異物と見なすために生じるが、宿主の免疫系がダウンしている状態では、移植片が宿主に対して拒絶反応を起こす。

こういう拒絶反応を乗り越える技術は、免疫抑制剤など、つぎつぎに開発されているが、拒絶反応の機構の根底には、生物学的な個性があり、それは遺伝的に規定されていて、宿主と移植片の遺伝子を操作しない限り、完全な克服は原理的にできない、という限界がある。これが移植医療の第一の原理的問題である。

第二はドナーとレシピエントの相対性の問題である。

ＧＶＨ病がすでに移植がかかえる相対性の問題を示しているが、脳の死を人間の死と規定する立場を認め、臓器移植を容認すると、つぎのようなことが可能となる。

まず同時に複数の臓器の移植を行うのは可能となる。これはさらに手や足のような複合臓器の移植を認めることになる。末梢神経移植はすでに実施されているが、やがて脊髄移植や下半身移植も可能になるだろう。このように移植臓器を量的に拡大していけば、やがて頭部だけを宿主として、首から下に「脳死体」の肉体を移植することも可能となるはずである。移植を肯定しておいて、それを否定する論理は組み立てられないだろう。これは脳に人格が存在するという立場からは、あくまでも「臓器移植」である。脳死を人間の死と定義すると、移植臓器は臓器として生きていなければならないが、生きた脳を摘出することは殺人になり、従って脳はドナーにはなりえず、たえずレシピエントになるからである。つまり論理的には、脳のある側はつねに宿主であり、それを軸としてドナーとレシピエントの関係が決まっていくということになる。

「脳移植」という言葉は、脳をドナーとして肉体に移植することを、言葉としてはイメージしていて、多くの人は「ＳＦの悪夢」として、それを拒否するに違いないし、移植にたずさわる医師もそんなことはありえないと否定するに決まっている。けれども移植という概念自体が、自然的な個体の範囲を超えた臓器の移動を意味しているので、どちらがどちらに移ったかというのは、相対的なものであり、レシピエントをどう定義するかにより異なる。脳死＝人間の死という立場では、脳死している方はレシピエントになりえないので、「脳移植」は論理的にありえない。しかし実際には「首以外の全肉体移植」は「脳移植」にほかならないのである。
脳死が人間の死であると認め、さらに臓器移植を認めると、このような事態がやがて実現するのは覚悟しなければならない。これが脳死体からの臓器移植がかかえる第二の原理的問題である。

難波紘二：生と死のおきて．溪水社

これらの原理的諸問題は、臓器移植という医療が、理想的な医療でないことを示している。それは人工臓器や再生医学などの、より原理的問題が少ない医療により、置換されるべき過渡期の医療だといえる。
つぎに脳死の「社会的受容」の問題にふれよう。

【脳死の社会的受容とはどういうことか】

脳が不可逆的に損傷を受けた場合、復元は不可能で、人工呼吸器で呼吸を維持しなければ、やがて心臓も停止するし、脳も自己融解に陥り崩壊していく、というのが脳死状態である。
この脳死状態の判定については、医師に対する市民の不信感はあるけれども、忠実に実行されれば、まだ内的意識がある人を「脳死」と判定する可能性は全くないとは言えないが、極めて低い。さらに移植を前提としなければ、別に急いで判定し、人工呼吸器のスイッチを切る必要はないのである。

しかし脳死を個人の死として受け入れられるかどうかは、簡単ではない。「三徴候死」の場合でも、受け入れには時間がかかっている。だからこれは市民の理解と成熟を待つしか方法がない。

「三徴候死」というのは、①心臓が止まり（従って脈がふれなくなり）、②呼吸が停止し、③瞳孔が開き放しになる（瞳孔の散大＝中枢神経の機能停止）という三つのサインがそろったら「ご臨終」と判定される、という考え方を言う。

梅原猛は「心臓死」に代表される「三徴候死」は、二〇万年も前から人類の死の判定基準であったと述べて、脳死説に反対しているが、この認識は間違いである。「三徴候死」は十九世紀のヨーロッパで経験的に定められ、明治二十年頃に日本に輸入された判定法である。

終末医療の現場では、脳死の例は確実に増えている。脳死状態に陥った際、医師が家族にわかりやすく状況を説明し、家族が患者の死を受容する時間を与え、人工呼吸器のスイッチを切るかどうかの選択を任せるという態度を維持していけば、延命治療にこだわる家族は次第に減少していくだろう。現に脳死の説明を受けた後でもこれまで通りの治療の継続を求める家族は、「脳死移植」が解禁される以前でさえも少なかった。

「脳死」は人間の死ではないという信念をもつ人に、それを強制するのは無理であり、するべきでない。人工呼吸器のスイッチは入れたままで、水分と最低カロリーのみを輸液するとい

難波紘二：生と死のおきて．溪水社

う消極的医療に転換するのがせいぜいであろう。

脳死を個人の死として受容するというコンセンサスが成立するかどうかということと、脳死者が移植臓器のドナーとして増えるかどうかということの間には、直接の関係がない。だから移植推進論者が目論んだことは、あてが外れたというのが現状であり、むしろそれにより脳死問題の本質が明らかになったとも言える。

問題の本質は、技術が限りなく進歩し、人格を失った人間をいつまでも「生かし」続けることが可能になった時代に、人はいかにして尊厳ある死を迎えることができるか、という点にある。その選択を医師ではなく、個人とその家族にゆだねるのが、脳死をめぐる議論の本質であるべきなのである。

最後に欧米における最近の死の扱い方についてふれる。

【欧米における死の扱い方】

最近の臓器移植に関する欧米の論文を読んでいると、「死」とか「死体」という言葉が使われなくなってきているのに気づく。これらの日常的言葉には、宗教的、社会的、歴史的あるいは個人的意味合いが何重にも含まれていて、同じ言葉を使用しても、人により理解が大きく異なることがある。だから医学・医療の場では、そのような言葉をさけようという暗黙の合意が成立してきたようである。

例えば、「non-heart-beating donor」という言葉が使われている。これは「心臓が動いていない提供者」という意味で、古典的死の三徴候を満足させる「死体」を臓器提供者としていることを意味している。「Heart-beating donor」とあれば、「心臓が動いている提供者」ということで、「脳死体」を臓器提供者としていることを意味している。

このような非情緒的な用語の使用が、脳死（brain death）というような、死（death）という非常に情緒を刺激する言葉の使用を遠ざけることで、移植医療をスムースに展開しようという、一種の実用主義に基づくものなのか、あるいは私が議論しているような、「死はプロセスであり、定まった瞬間は科学的にはない」という死の哲学的・思想的認識に基づくものかは、即断できない。

けれどもこのような傾向は長期的に見ると、「プロセスとしての死」という認識がより一般化する方向に作用するだろうことは、疑いないように思われる。

二十世紀の初め哲学者ウィトゲンシュタインは、古来からの哲学的難問を数理論理学の手法を使って解析し、その多くが日常言語を使用することにともなう意味のない難問であることを証明したが、人間の死にかかわる問題についても、非情緒的な用語の使用により、その難問の多くが解決されるように思われる。

このことを最初に指摘したのは、ギリシアの哲学者エピクロスではなかったか。

彼の言葉を引用しておこう。

難波紘二：生と死のおきて．溪水社

「死は我々にとって何ものでもない。死は感覚の欠如だからである。我々が生きて存在する限りは、死は現に存在せず、死が存在するときには我々の感覚はもはや存在しない」

引用文献

(1) 立花　隆『脳死』中央公論社、一九八六
(2) 立花　隆『脳死再論』中央公論社、一九八八
(3) 立花　隆『脳死臨調批判』中央公論社、一九九二
(4) 有吉佐和子『恍惚の人』新潮社、一九七二
(5) 水谷　弘『脳死―ドナーカードを書く前に読む本』草思社、一九九九
(6) 養老孟司『唯脳論』青土社、一九八九
(7) 柳田邦男『犠牲―わが息子・脳死の11日』文芸春秋、一九九五
(8) 梅原　猛（編）『「脳死」と臓器移植』朝日新聞社、一九九二
(9) 町野　朔、秋葉悦子（編）『資料・生命倫理と法Ⅰ、脳死と臓器移植（第三版）』信山社、一九九九
(10) 厚生省保健医療局臓器移植法研究会（監修）『臓器の移植に関する法律関係法令通知集』中央法規、一九九八
(11) 柳沢桂子『われわれはなぜ死ぬのか―死の生命科学』草思社、一九九七
(12) ウィトゲンシュタイン「論理哲学論」中公バックス『世界の名著70』所収、中央公論社、一九八〇
(13) 立花　隆『人体再生』中央公論新社、二〇〇〇
(14) エピクロス（井出　隆、岩崎允胤訳）『教説と手紙』岩波文庫、一九五九

第四章　なぜ人を殺してはいけないか

生命一般の尊重という立場ではこの問題は解けない。

【生命は尊いのか】

人間は生きていくために、他の動物や植物の命を奪わざるをえない。生きとし生けるものにすべて霊性があるという、仏教の倫理は普遍的なものではない。世界の大多数の人々は、一神教のキリスト教とイスラム教を信じており、そこでは人間のみに神から与えられた魂があり、従って人間は、他の生物を支配し、それに対する生殺与奪の権利が与えられている、と理解されている。彼らに向かって仏教の倫理を主張してもむなしい。

生物の第一の権利は自分が生きることであり、これはすべての生物がもし意識をもっていれば、そう考えているだろう。名もない雑草ですら、必死に陽当たりのよい場所を目指して、伸びてゆくではないか。

人間には動物と違って「自己意識」や「死を理解する」能力があり、悲しむから殺してはい

難波紘二：生と死のおきて．溪水社

けない、という議論がある。

人間が死を恐れる理由は、宗教学者の岸本英夫によると、自分が不治の悪性黒色腫にかかったときの意識の自己分析に基づいて、二つあるという。一つは死にともなう肉体的苦痛にたいする恐怖、もう一つは自己というユニークな存在が消滅してしまうことへの恐怖だという。肉体的苦痛はいくらでも医学的に軽減できる。癌の痛みは、今日コンプトンカクテルという鎮静剤と麻薬を混合したものを飲めば、取り去ることができる。

従って自意識が消滅することこそが、死の本当の恐怖である。

ノーベル賞を受賞した化学者セント＝ジョルジは、人間の本性について、こう述べている。

「人間の神経系は、われわれの生命を維持し、その必要を充たすという唯一の目的のために発達した。したがって人間というのは、百パーセント自己中心的である。まれに例外もあるが、総じて人間はたった一つのこと、つまり自分自身にしか関心をもっていない。宇宙の中心にあるのは自分である、というのは、誰にとっても当然なことなのである」

自分自身に向けられた関心とは、自己意識であり、自己愛ともいう。自己愛があるから、自意識が消滅する自分の死が恐ろしいのである。

「自己愛は、この世で最もずるい奴より、もっとずるい」（ラ・ロシュフーコー）

ところで、このような死にたいする恐怖は、動物にはないのだろうか。私は、確実な証拠を現時点では提出できないが、いままでに観察した動物の死やその他の経験と知識から、動物もそのような恐怖を抱いていると思っている。それは神経系の唯一の役割が、その個体の生命を維持し、個体の必要を充たすということにあるとすれば、自己愛＝自意識のない動物はいないはず、という理論的予測にも支えられている。死にたいする恐怖が人間と同じかどうかは証明が難しいし、それにそれが貴方が抱く恐怖と同じとはとうてい言えないにしても。

「死ぬのは本人の地獄である。死なないのは他人の地獄である」（山田風太郎）

高齢化社会の今日、老人を抱える多くの人々は内心ではこう思っているのだという、「戦中派天才老人」の箴言である。

生物が、自分が生き延びるために他の生命を奪うのは、その生物固有の権利である。人間も例外ではない。だから人間には他人を殺す権利がある。現世人類の二〇万年の歴史は、この原理でほとんどの期間動いてきた。国家という仲介者が出てきたのは、ごく最近のことである。

他人を殺すことを権利として承認すれば、当然相手もそう思っているはずだから、自分が殺されることをいやでも認めざるをえない。ライオンを殺そうとする人は、まかり間違って自分が食い殺されても、ライオンが悪いとは言わないだろう。人間は、自分が殺されるのはいやだから、他の人間を殺さないだけである。潜在的権利を行使しないだけの話である。自分が殺されない保証があれば、人間は簡単に他人を殺すものだ。罰則として死刑があるかどうかの問題ではない。もし殺人を犯したら、周囲の人間によって滅茶苦茶な報復を受ける恐れがある社会では、殺人は滅多に起きない。十七歳の少年は自分が殺されもしないし、大した報復も受けないことを知っていた、あるいは、それについての認識自体がなかったから、人を殺したのだ。

【「なんじ殺すなかれ」の範囲はどこまでか】

旧約聖書の「出エジプト記」には、神がモーゼに「十戒」をあたえる話が出てくる。十戒の第六は、「なんじ殺すなかれ」である。「人が人を殺してはいけない」という意味に、一般的に解釈されているが、あれは本当に人間一般を言っているのだろうか？

これはエホバの神を信じる同じ仲間のユダヤ人のことを言っているのだ。あの当時、ユダヤ教徒たちは、異教徒を人間だと思っていなかった。旧約聖書は、「神により選ばれた民」であるユダヤ人が、他の異教徒を殺し、焼き尽くし、奪い尽くして、自分たちの勢力を増大させていく歴史の記録であり、少なくとも、紀元前一千年頃とされるダビデによるイスラエル王国の建国までの歴史は、そうである。

それより前は、生活空間を共にする小さな集団の間でしか「人間」という概念は成立しなかったと考えられる。

第二章で紹介した『生物学と倫理学』という本の中で、人類学者のオードリィ・リチャード（ケンブリッジ大学）は、未開の民族においては共通の倫理が適用されるのは、共通の言語をもち、共通の文化をもつ社会集団の内部であり、その集団の大きさはニューギニアでは八〇〇ないし一、〇〇〇人からなり、トロブリアント諸島では一、三〇〇人だという。これらの社会においても、人々が顔と顔をあわせて日常的に接している「村」の単位になると、人口は一五〇ないし二〇〇人だという。

現代において石器時代と変わらない生活をしている、これらの民族の集団サイズがこの程度であるから、たぶん人類の初めの頃の集団はもっと小さかったと考えられる。

【サルも仲間を殺す】

映画「二〇〇一年宇宙の旅」の冒頭に、「知恵」を与えられた猿人が、骨の武器を手にして、水飲み場争いから他の猿人のグループを惨殺するシーンが出てくる。今日アフリカでの発掘によって、人類の起源は、六百万年前までさかのぼれることになった（二〇〇〇年十月、「ミレニアム・アンセスター」猿人が発見された）が、この映画ができた一九六〇年代には、人類の歴史は約百万年と考えられていた。

この頃の猿人は、もっと小さな集団で生活していたと考えられる。それは霊長類の観察からもうかがえる。

難波紘二：生と死のおきて．溪水社

人間に近縁の霊長類チンパンジーでも、「戦争」、「殺人」、「子殺し」の三つ、つまり人間と同じ行動が観察されている。

まず戦争については、京大の西田利貞らの研究チームが、タンザニアのマハレで、対立する二つの集団の運命を追っかけたところ、小さい方（約三〇頭の集団）が十七年の経過で、つぎつぎと個体が消滅し、残った個体が大きい方の集団に帰属するのを観察している。大人の雄が殺されるところは観察していないが、その可能性が高いという。

タンザニアのゴンベで、同じようにチンパンジーの観察を続けたジェーン・グドールのチームは、チンパンジーのグループが分裂し、元の集団とは別の縄張りをもつようになったところ、元の集団から送られたパトロール隊が新興集団の領地に侵入し、この集団に属する大人の雄全部（八頭）と大人の雌一頭がつぎつぎと殺害され、残った若い雌一頭が捕虜として、元の集団に連れ戻されたのを観察した。

これはヘロドトスが『歴史』で記述している、古代人の戦争とまったくよく似ている。またローマとカルタゴが全面対決した、ポエニ戦争の結末でもある。第三次ポエニ戦争ではカルタゴの町は完全に破壊され、生き残った男は全員殺され、女子供は奴隷として拉致された。

利害関係が決定的に対立し、平和的に解決する見通しが立たないときには、対立集団を丸ごと破壊、抹殺するという行動は、このように人類の歴史上、数百万年前からあったと思われる。

【意外に多い、思いこみによる間違い】

「文芸春秋」二〇〇〇年十一月号の特集「なぜ人を殺してはいけないのか、と子供に聞かれたら?」のなかで精神病理学者の野田正彰は、つぎのような文章を書いている。

「類人猿であるチンパンジーのオスは、序列をめぐってしばしば戦うが、殺害にいたることはない。他の類人猿の戦いも殺害を最終目的としない」、「今も生存している数少ない採取狩猟民を見る限り、殺人はほとんどない」

ルソーは原始時代を「心優しい野蛮人」が暮らしていた時代と考えたが、野田も同じように事実と反した空想にとらわれている。すでにチンパンジーの「殺人」と「戦争」を見てきたが、人間も例外ではない。スーダンのエジプト国境に近いワディ・ハルファにあるジェベル・サハバ墓地は、紀元前一万二千年から四千五百年頃にかけて残されたものであるが、この墓地から見つかった人骨の四〇%は自然死によるものではなく、体内に石の鏃や槍先が残されていた。残りの六〇%も体に受けた傷がもとで死んだのかも知れないが、骨しか残っていないから証拠がない。

なかでも第四四号墓には若い成人女性の骨が含まれていたが、体内に二十一個の矢じりが認められた。そのうち三個は、下顎の前、中間、後の位置から発見された。この女性は、断末魔に口を大きく開いたところに、三本の矢を打ち込まれたのである。このように必要以上に残酷な殺し方は、石器時代だけでなく、古代ではむしろ当たり前であった。

難波紘二：生と死のおきて．溪水社

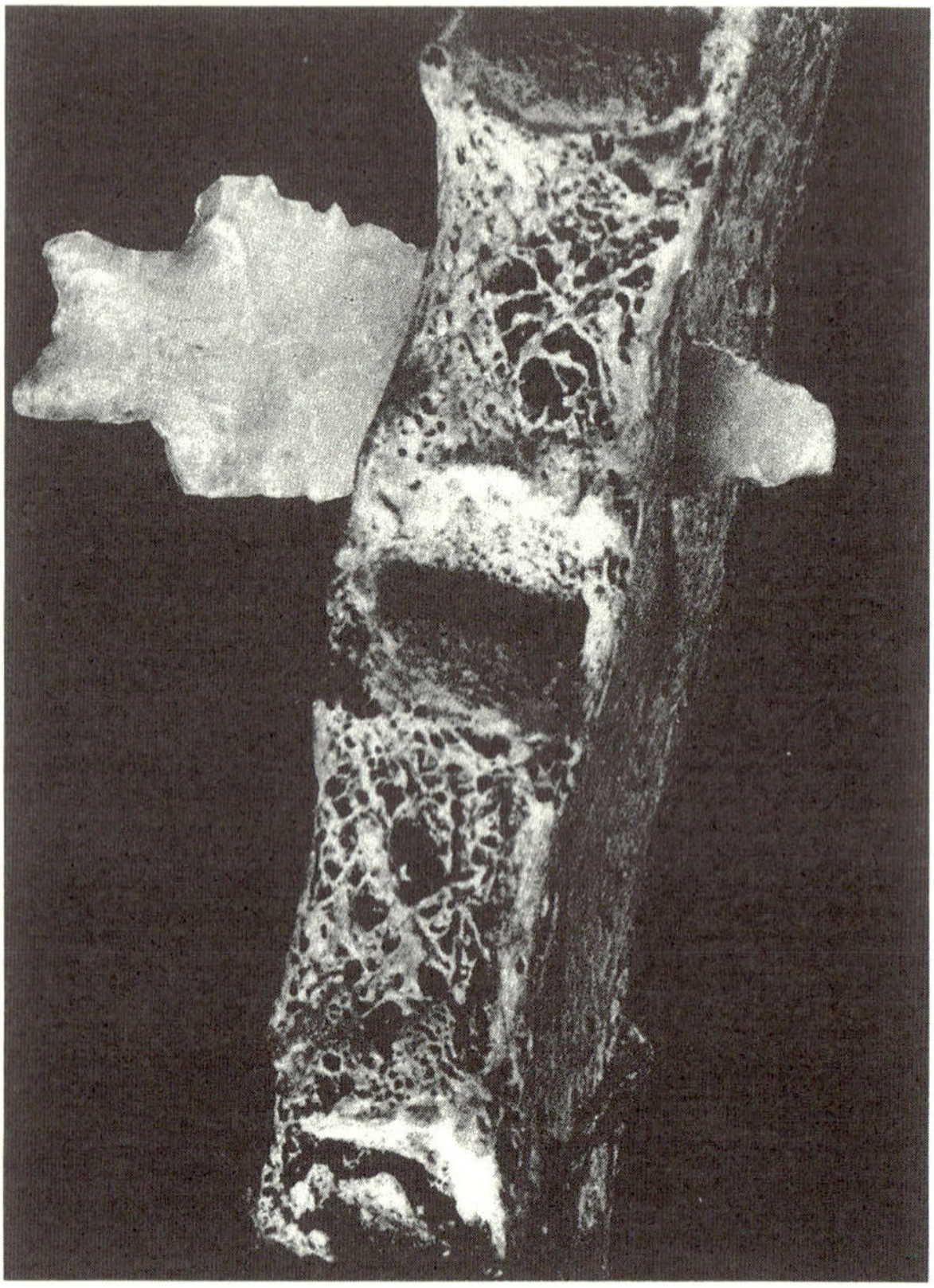

図2：石器時代の殺人

この矢尻は、胸骨の前面（左）から胸骨を貫通し、先端が胸腔内に飛び出している。ここには心嚢があり、矢は心臓に突き刺さり、即死したと思われる。

パタゴニアで発見された石器時代の遺物。(G. Majino: *The Healing Hand*. Harvard, 1975)

日本でも縄文文化には、はっきりとした殺戮の証拠は見つかっていないが、弥生文化の時代になると、大量殺人の証拠が見つかる。例えば紀元二世紀頃と推定される鳥取県の青谷上寺地遺跡では、古代の堀の跡から発掘された五三体の人骨のうち、女子供を含む一〇体に、矢じりが突き刺さったり、頭蓋骨にひびが入ったり、腕の骨や肋骨に切り傷が認められ、殺戮後堀に捨てられたと考えられる。つまり戦争の犠牲者である。

今世紀に入ってもニューギニアの諸部族の間では、戦争が日常茶飯事であった。

同じ問題について、哲学者の永井均と小泉義之の共著による『なぜ人を殺してはいけないのか?』という本が出ている。私の本の一章を占めるにすぎない問題に、哲学者が二人がかりで一冊の本を書いているのだから、哲学者に、従って哲学に、いかに実力がなくなったかということがわかる。読んでみても、観念をもて遊んでいるだけで、紙のむだ、時間のむだである。用語の徹底した概念批判と対象世界に対する豊かな知識なくしては、論理は空回りしてしまうし、日常言語に由来する形式的な矛盾やパラドックスが生じてしまうのだ、というのがウィトゲンシュタインの指摘であったが、まさにその好例である。

それは例えば、同じ一九五〇年代の生まれでありながら、科学書を読むのが趣味だと言い、ベートソンの『精神の生態学』を読んで、「社会システム理論」という学問の枠組みを考えたという、宮台真司との大きな違いになっている。宮台の「サイファ」論は、いささか宗教的

難波紘二：生と死のおきて．溪水社

だが、重要な問題提起を含んでおり、別の章でふれる。

【悪と攻撃性の起源】

この特集の中には、ほかにも思いこみによる間違いがいくつかある。しかもそれらは世の中に広く流布している類の誤解である。

「仲間を殺す動物は人間だけ」（岸田秀）というのも、そのひとつにあげられよう。ノーベル賞をもらった動物行動学者のコンラート・ローレンツが示しているように、人間の悪や攻撃性の起源は、「系統発生的に生じた行動のプログラム」つまり本能のなかに潜んでいる。「人間にそなわっている真の本能的衝動は他の動物にくらべて少ないどころか、むしろ多いのである」（ローレンツ）

多数の行動プログラムががっちりと連結していて、その間に学習や洞察力が割り込む余地がなければ、本能の連鎖は自動的に具体的行為の発現まで導く。しかし脳がある程度発達した鳥類や哺乳類では、この連結部はある程度「開かれ」ており、学習や洞察力によりポイント（連結回路）の切り替えが行われる。これが自由の起源であると同時に、悪と攻撃性の起源となっているのだ。

恐怖や飢餓あるいは性的欲望によって、動物もきわめて攻撃的となり、仲間を殺すこともあり、普段は襲わない人間や他の動物を殺すことだってある。

人間がいだいている欲望あるいはそれを実現しようとするエネルギーつまり衝動は、動物と変わらない。人間に組み込まれている行動プログラムの数も動物と変わらない。しかし人間は脳が発達しているぶんだけ、「開かれた」ポイントが多く、そのぶんだけ本能としての病的衝動つまり攻撃性が発現する比率が高くなるのである。

人間を動物と異なった何ものかとして、倫理道徳を説くのは非科学的お説教にすぎない。だからそれは空理空論である。人間を動物として生物学的、心理学的に説明するところから、倫理問題を解明する道が開けるのである。

人間の遺伝子の研究のもとは、バクテリオファージというウイルスと大腸菌の遺伝子を研究したところにあった。そこでえられた成果はほとんど人間の分子生物学に適用できた。遺伝の法則はメンデルが豆の交配実験で見つけだした。染色体と遺伝子に関する知識は、ショウジョウバエを使った実験でえられた。癌の研究はほとんどネズミを使って行われている。親子の心理的関係が生後の「すり込み」によるという知見は、鳥の研究からえられた。「姦通」も、「子殺し」も、「殺人」も「売春」も、サルで発見されている。

人間が動物と違うところは、ほんのちょっとしかないのである。

まず事実を事実として、きちんと認識することが重要である。

難波紘二：生と死のおきて．溪水社

【人間への長い道のり】

「食人」は最大の倫理的悪だと考えられているが、考古学的証拠によれば、猿人や原人はしょっちゅうこれを行っていた。クロマニヨン人を含む新人も数万年前までは、食人の習慣があった。最近行われた米国ニューメキシコでの発掘によれば、十二世紀のアメリカ原住民は食人の習慣を維持していた。

歴史時代に入っても食人習慣をもつ民族や部族の記載はいくつも見られる。現に現代においてもニューギニア高地には、食人習慣をもつ部族がいて、そのためにクルー病という脳を侵す恐ろしい神経病が風土病として存在している。食人習慣はなくなったが、食べてから発症まで何十年もかかるので、病気自体はまだある。

近世においては、インディアン（北米原住民）や黒人は人間だと思われていなかった。だから奴隷制度が始まったのである。十六世紀スペインの宣教師、ラス・カサスはインディオ（南米原住民）は人間だと主張して、法王庁と闘った。当時はラス・カサスの意見のほうが非常識だった。しかしその彼でさえ、黒人が人間だとは思っていなかったのである。ヨーロッパの黒人奴隷制が廃止されたのは、たかだか二〇〇年前であり、米国の奴隷制が廃止されたのはわずか一五〇年前でしかない。

女が人間でなかった時代もあった。ローマ法王は、女には魂がなく、魂があるのは男だけだと宣言した時代がある。もともとイブはアダムの肋骨から作られたので、神が「その姿に似せて」作った男とは違うのだ、というのが長い間キリスト教による理解であった。

ゴーゴリの『死せる魂』を読めば、ロシアの農奴が人間でなかったことも理解されるだろう。それはわずか八十年前の話なのである。このような人間蔑視の思想がもともと根底にあるから、一九二〇～二一年にソ連共産党支配下のロシアでは、農業基盤の人為的破壊と旱魃の結果生じた凶作により、二千万人が餓死し、塩漬けの人肉が市場に出まわるというような事態が、放置されたのである。


私の知るかぎり、人間がもっとも堕落し、恐らく数百万年前の猿人と同じレベルにまで退行した例は、十五世紀の英国（スコットランド）で起こったソーニー・ビーン事件である。

若者のソーニー・ビーンは、ぐれて性悪の女と駆け落ちし、人里離れた海岸の洞窟に住みついた。沢山の子供ができたが、家族以外のものとはまったく交際しなかった。生活は付近の街道で追い剥ぎをし、旅人の衣類や持ち物を奪い、あとで必ず殺害し、その肉は食料とした。子供が増え、孫ができるにつれて、必要な食料としての殺戮はますます増えていったが、獲物は十分あり、あまった手や足を、遠くの海に捨てるほどだった。こうして二十五年が過ぎ、約千人の人間が犠牲となったが、最後に襲った二人連れの旅人に手こずっている間に、別の一行が通りかかり、逃走したが、ついに隠れ家を発見され、全員が捕縛された。

難波紘二：生と死のおきて．溪水社

ビーン一家は、夫婦のほかに、一二人の子供と三二人の孫からなる、四八人の大家族に成長していた。洞窟からは、塩漬けにされた四肢が多数ぶら下がり、金品が山と積まれて、発見された。

自ら軍隊を率いて捕縛に向かったスコットランド国王ジェームズ一世は、この一家を裁判なしの処刑にまわした。ビーンと男たちは生きながら四肢を切断され、妻と娘たち、それに幼い子供たちは、三カ所で同時に焼き殺された。

この例は、社会的規範や道徳の強制がない場合には、人間がいかに簡単に肉食のオオカミの群にまで退行してしまうか、ということを示している。「同じ姿かたちをしているから、自分と同じ人間だ」というのは、文化規範により与えられている単なる思いこみに過ぎない。与えられる条件が変われば、認識はまったく異なるのである。

【普遍的ヒューマニズムの成立】

だからヒューマニズムは初めは、限定された集団の内部だけでしか通用しなかった。

時代とともに、ヒューマニズムの適応範囲は次第に拡大されていったが、それでも平和の時代にしか通用しなかった。戦争になれば、殺戮は野放しだった。ナチスがユダヤ人を人間と見なしていなかったことは、映画「シンドラーのリスト」を見ればよくわかる。殺したユダヤ人の毛髪を刈って兵士の靴下や毛布にしたり、油を搾り取って石鹸を製造したり、皮膚を剥いでブックカバーやランプの傘をつくったり、ということが相手を人間と思っていて、できるはずがない。

「十五年戦争」の間中、日本人は一人でも多くの中国人を殺すことがお国のためになると考えていたし、太平洋戦争の間は、アメリカ人は一人でも多くのジャップを殺すことが民主主義を守ることにつながると思っていた。

つまり現代でも状況が変われば、人間は他の集団を人間と思わなくなるのである。

普遍的ヒューマニズムは現代生物学のおかげで初めて成立したと言ってよいだろう。言い換えると「人間平等」の政治・社会思想は、生物学的知識に裏打ちされなければ、お題目を唱えているだけで、社会状況が変わればいつでもひっくり返ってしまう。

十九世紀の生物学は、まだまだ未発達で、それが人種論を生み出し、人種差別や国民感情の対立を生み出し、さまざまな社会的迫害や戦争に利用された。このような根拠のないイデオロギーによる対立は、二十世紀の半ばまで続き、多くの殺人を生み出した。

生物学が本当に完成に近づいたのは、一九六〇年代に入ってからで、生命の進化の歴史と人間と他の生物との類縁関係、「人種」が存在しないこと、人類の進化の道筋などが、この四〇年間につぎつぎと解明された。人間平等という考え方は、いまや現代生物学という確固とした科学的基盤の上に成り立っている。

ところが日本の学校教育での「人間平等」の教え方を見ると、たぶんにお題目を暗記させているだけのように思われる。それは大学新入生に「なぜ人を殺してはいけないか」という問題を出すと、ほとんどの学生が答えられないから、そう判断できる。実際に一九九九年の暮れに、私の講義を受けている約二〇〇名の大学新入生たちに、このテーマでレポートを書いてもらった、その結果を分析してそう思うのである。

総合月刊誌に寄稿している多くの「文化人」が答えられないのであるから、学生が答えられないのも無理はないと思う。

なぜ人を殺してはいけないのか？　この問題についての私の考えを以下に記そう。

【なぜ人を殺してはいけないのか】

私刑の禁止、報復の禁止が生まれてくる過程は、法治国家が生まれてくる過程とパラレルである。近代国家は、法的秩序と公正の観点から、それを個人からとりあげた。しかしこのことは殺人の禁止が、個人の側に何ら合理的根拠をもたない、国家の便宜的な措置だということを意味しない。

殺人を禁止するのは根本は「相互主義」に由来している。殺す自由を認めれば、自分も殺されるから禁止する、というものである。だから殺されることを覚悟した人が殺人を犯すのは、とめようがない。

強盗・殺人を職業とするカッラールというインドのカーストでも、カースト内の殺人は禁止している。これを認めれば集団が崩壊するからだ。社会が殺人を禁止するのも、このインドのカーストが同じカースト内の殺人を禁止するのと同じ理屈によるものである。禁止しなければ社会が崩壊してしまうからだ。国民国家が一方で戦争を容認し、他方で殺人を禁止するのも、カッラールと変わりはない。

もともとキリスト教の黄金律「己の欲するところを他人にも施せ」という倫理の基本原則は、東洋に起源があるらしい。それがユダヤ教に入り、それを後にキリスト教が受け継いだ。

東洋では、同じことを否定形で表現していた。

「己の欲せざるところを、他人に施すなかれ」

これは論語に出てくる有名な言葉であるが、孔子の独創であるかどうかは、定かでない。ここでは「自分が嫌なことを、他人にするな」という相互主義の原則が明白に示されている。人間の生命一般が大切なのではない。誰でも自分の生命が一番大切で、後は自分に近しい順に序列がついている。地球の果てにある見たこともない、行ったこともない人間の生命なんて、ちっとも大切でない。だから何が起こってもみんな知らんぷりしているのである。

その大事な自分の生命の上に、自分の意識が保たれている。世界が存在することは、その意識が認識していることで、つまり自分あってのこの世なのである。「生命あってのものだね」

難波紘二：生と死のおきて．溪水社

とも言う。

その自分の生命は誰にも奪われたくない、だから他人の生命も奪わないのである。だから、野坂昭如のように、「殺せ。しからば汝も殺されん」と述べるのが、唯一の正解なのである。

生物学的に人間が等価性をもつということは、身体のつくり、遺伝子の構成、臓器移植などでますます明らかになっており、相互主義は科学的裏付けをもつようになったと言える。

かつては「人間」は普遍的でなかった。だから「殺すなかれ」というのは普遍的真理でなかった。モーゼの律法では、それはユダヤ人にだけ適用されたのである。人間が普遍的に存在するとすれば、それは普遍的真理となる。人間の人間についての認識や、人間の存在環境を離れて、普遍的真理を想定することはできない。それははじめ氏族国家に適用され、ついで民族国家に、さらに国民国家に広がり、やがて今世紀の終わりになって地球全体の人類に適用されるようになった。普遍的な「人間」という概念は、二十世紀の終わりに、やっと成立したと言えよう。

ところで人間は理性が完全に行動を支配しているわけでないから、殺人は死刑制度の有無にかかわらず一定の割合で起こる。かりに国家がなくなっても、平和であれば、言い換えると殺人を行う必要性がなければ、殺人は増加しないだろう。理由なく殺されることはないという安心感があるから社会が維持され、隣人との平和なつき合いができる。殺人の多くには理由があり、原因を類型化し、個人や社会はそれに対して予防や防御を施すことができる。しかし理由なき殺人の多発は、十七歳少年のような個人によるものであれ、政治警察によるものであれ、個人の社会に対する安心感を崩壊させ、恐怖心をかき立てる。そのような殺人は、三十年前の軍事独裁政権下のアルゼンチンではしょっちゅう起こっていた。

【少年法の罰則強化で犯罪は防げるか】

二〇〇〇年の前半には、少年による殺人が異常に多発した。愛知県豊川市の高校生による「人を殺す経験をしてみたかった」という殺人。一部の評論家はこれをドストエフスキーの『罪と罰』におけるラスコリーニコフによる殺人になぞらえていた。また岡山では高校の同級生をバットで殴り、母親を殴り殺すという事件が起きた。佐賀では高校生がバスジャックし、ナイフをふるって乗客を刺し殺すという事件が起きた。

これらの事件を契機に、急速に少年法改正の動きが高まり、いわゆる「人権派」論者が一挙に力を失っていったのが、注目される。そして大した議論にもならないまま、「少年法」の改正案が国会で成立して、罰則が強化された。未成年の犯人の実名報道についても、凶悪犯に関しては大阪地裁でこれを認める判決が出ている。

犯人の少年の精神鑑定を行ったある医師の話によると、バスジャック事件の犯人には、典型的な幻覚と自己世界への閉じこもりが見られ、定型的な精神分裂病だという。また名古屋も岡山も新聞報道の内容から見て、分裂病に間違いないだろうという。また神戸のサカキバラ事件の少年も同様だという。

思春期は精神分裂病が多発する年代で、昔はこれを「破瓜病（はかびょう）」と特別な名前で呼んでいた。凶悪な事件を起こした少年たちが、精神分裂病をわずらっていたとすれば、責任能力は問えないし、まして少年法の改正で罰則を強化しても、予防効果があるとは思えない。むしろ思春期の精神衛生を親や学校がどのようにケアするかという問題が浮上すると思われるが、残念ながら正確な報道が欠如しており、世論は巧みに少年法改正の方向に誘導されてしまった。

【許される殺人はあるのか】

正当防衛による殺人が合法であるのは、個人の生存権が前提にあるからである。生存権を維持するために攻撃から自己を防衛する権利が、自衛権である。自己を防御するためにやむをえず相手を殺害した場合は、殺人には違いないが、正当防衛として罰せられないのが普通である。

この考えの上に法人としての国家の生存権が認められ、その上に自衛権が認められている。国の生存権とは、国民の生存権の上に成り立っている。国家が国民を護る義務が、国家の生存権なのである。その生存権の一部として、自衛権がある。その発動が戦争であり、国家による集団殺人をともなう。戦争の倫理的問題については、第十章で議論する。また親の子殺しは少し違った問題があり、第五章で詳しく考察する。

死刑はもうひとつの殺人である。これにはふたつの意義がある。ひとつは被害者の遺族の個人的報復を代行する性格で、限りない報復殺人を防止するものである。もうひとつは、社会存立の基本ルールを維持するために、制裁・教育（見せしめ）としての意義である。死刑の代わりに国外追放や加算式の長期刑を用いることもあるが、要は社会からの永久追放という罰のひとつとして死刑がある。遺族の復讐心さえ満足されれば、死刑はない方が、誤審による無実の人間を殺してしまう事態を避けられるので、より望ましい。

DNA鑑定の導入など技術的改善により誤判を減少させる方向で死刑の存続を考えるのか、復讐心を満足させるという行為そのものを野蛮として、死刑を撤廃するのか、その辺が死刑存廃問題の、判断の分かれ目であろう。

引用文献

（1）セント＝ジョルジ（国弘正雄訳）『狂ったサル—自滅の危機にたつ人類』サイマル出版会、一九七二
（2）ラ・ロシュフーコー（吉川　浩訳）『運と気まぐれに支配される人たち』角川文庫、一九九九
（3）山田風太『半身棺桶』徳間書店、一九九一

（4）マーティン・デイリー、マーゴ・ウィルソン（長谷川真理子、長谷川寿一訳）『人が人を殺すとき―進化でその謎をとく』新思索社、一九九九
（5）西田利貞『人間性はどこから来たか』京大学術出版会、一九九九
（6）アーサー・フェリル（鈴木主税、石原正毅訳）『戦争の起源』河出書房新社、一九九八
（7）J・A・デュボア（重松伸司訳）『カーストの民―ヒンドゥーの習俗と儀礼』平凡社、一九八八
（8）クロード・レヴィ＝ストロース（三保　元訳）『はるかなる視線』みすず書房、一九八八
（9）コリン・ウィルソン（高儀　進訳）『殺人ケースブック』河出文庫、一九九二
（10）コリン・ウィルソン（中山　元、二木麻里訳）『殺人狂時代の幕開け』青弓社、一九九四
（11）小田　晋『人はなぜ犯罪をおかすのか？』はまの出版、一九九四
（12）永井　均、小泉義之『なぜ人を殺してはいけないのか？』河出書房新社、一九九八
（13）難波紘二『改訂版　歴史のなかの性―性倫理の歴史』溪水社、一九九四
（14）コンラート・ローレンツ（日高敏隆訳）『攻撃―悪の自然誌』みすず書房、一九七〇

第五章　親の子殺しは認められるか

法律的には、現代では、一定の発育段階に達した胎児を中絶した場合ですら殺人罪に問われるのであるから、親の子殺しが認められるはずがない。

【子殺しのいろいろ】

日本には心中という特殊な、西欧にない言葉があり、それを容認する風土があるが、それは殺人に変わりはない。しかし親が子供を殺して死んでしまえば、親子心中であり、犯人が死んでいるから殺人罪に問うわけにいかない。

歴史的には子供は親の所有物と考えられる時代がずっと続いていて、ほとんどの社会が親による子殺しを犯罪とは認めていなかった。江戸時代における「間引き」の習慣を見れば、それは明らかである。子供を「水に流す」と言われ、流された子が「水子」である。それを供養するのが「水子供養」である。

難波紘二：生と死のおきて．渓水社

まず「親による子殺し」の例を、動物一般、チンパンジーなどの霊長類、そして人間と分けて見てみよう。

子殺しは嬰児殺しとそれ以外の大きな子供の殺害とに分かれる。

母親による子殺しを、殺された子供の年齢別に並べたカナダのあるデータによると、グラフは一歳未満と一歳以上の間でシャープに分かれ、嬰児殺しとそれ以外の子殺しがまったく異なった現象であるとわかる。父親による実の子殺しも同じような曲線を示す。

言い換えると、嬰児はもともと親に殺されやすい存在なのである。

人間以外の他の動物、例えばペットとして飼育されたハムスターや小鳥を観察すればすぐにわかることだが、これらの動物はしばしば産んだばかりの赤ん坊や卵を自分で食ってしまう。つまり子殺しはかなり頻繁に起こっている。これらの動物では、親の庇護のもとにある期間が短く、まもなく親から離れて生活するので、人間のように親が大きな子供を殺すという出来事は起こらない。しかし人間の「嬰児殺し」に相当する現象は確かにある。

ノーベル賞受賞者の動物心理学者コンラート・ローレンツは、悪の起源である「攻撃性」を野生動物の世界に見いだしている。例えばオオカミでは群のボスで個体がいなくなると、下位のオオカミたちの間に敵意が生じる。そして彼らの間で優位をめぐる闘いがはじまるという。

【サルの子殺し】

人間に近縁なサルでも子殺しの現象は確認されている。サルの子殺しは、ハヌマンラングール、チンパンジー、ゴリラで観察されている。

ハヌマンラングールのオスが他の群のボスとなった場合、メスが授乳している他のオスの赤ん坊を二ヶ月くらいかけて、つぎつぎと殺していく、その結果メスはまた発情し、新しいオスの子供を産めるようになる。

これは授乳が止まるとプロラクチンという授乳ホルモンが分泌しなくなり、ついでエストロゲンの産生が促されるのでまた排卵し、発情するものであり、メスの肉体がそういうつくりになっていることを、ボス猿は経験的に知っているのであろう。

しかしこれは継父による子殺しで、実子殺しではない。

チンパンジーでも同様に子殺しが確認されている。

ひとつは群全体が集団的興奮に陥った場合に起きやすく、赤ん坊を殺して、集団で「肉食」を行う。

人間と同じように、肉食の際には必ず木の葉などの「野菜」を一緒に食べるそうである。

もうひとつは、オスが他のメスの養育している赤子を奪って、それを殺し、食べる場合がある。普通の肉を食べるときと違って、食前に死体をもてあそび、振り回したり、臭いをかいだ

難波紘二：生と死のおきて．溪水社

りするのが特徴である。

三つ目は、ボスに率いられた何頭かのオスが共同して、メスが育てていた赤子を奪い、それを殺して食べるという行動である。

ゴリラではマウンテンゴリラの子殺しが報告されている。

ゴリラの子殺しの発生率はかなり高く、ルワンダのカリソケ地区で一〇〇頭のゴリラ集団を二〇年間連続して観察したら、十五例の子殺しが発見されている。人間に換算すれば年間人口十万人あたり七五〇件であり、相当多いことが了解されよう。

子殺しは、他のオスがメスの養育している赤ん坊を殺すという事例がほとんどであるが、一件だけ変わった事例が観察されている。

群のナンバー2のメス「マルケッサ」が産んだ赤ん坊は、二頭とも足指が癒着する奇形だった。これは生存に相当不利な奇形で、オスの場合は生き残れない。このうち一頭は生後二日目に蒸発した。残った奇形をもつ娘「バンツィー」は生き残り、成長してボスの「ベートーベン」の赤ん坊を生んだ。これが半年後に蒸発した。調査者は必死に探したがどこにも見あたらなかった。そこでゴリラの糞を調べた。ゴリラは毎晩自分用の新しい巣をつくり、そこで糞をする。だから移動記録を調べれば、糞がどのゴリラのものかわかる。その結果、第一位のメスの「エフィー」とその娘「バック」の糞から、ゴリラの毛と骨の断片が見つかった。

霊長類における、このような子殺しの行動は大変観察しにくく、人類学者の長期間にわたる忍耐強い観察研究が必要である。従って一例でも確実なものが観察されたら、それは「氷山の一角」だと考えられる。

母サルが実子を殺すケースは確認されていないが、それはサルに「嬰児殺し」がないという証明にはならない。あるけれどもまだ発見されていない、という可能性のほうが大きいと思われる。

以上見てきた事実により、「仲間を殺す動物は人間だけ」（岸田秀）というような認識は、まったく間違いであることが明白になったと思う。このような誤解は世に流布しており、多くの教師が子供に教えていると思うが、それは早急に止めなければならない。教えるべきことは、「仲間を殺すのは動物と同じことであり、人間になろうとしたら、そんなことをしてはいけない」ということなのである。

【子殺しを正当化する西欧文明】

西欧の歴史的統計では、殺人の数は多いにもかかわらず、その中の子殺しの数は非常に少ない。それは子殺しはもっと沢山あったが、役人が見て見ぬ振りをしていたからだという。というのも、西欧の多くの国の法律はローマ法に起源があり、そこでは「父親の権利」のなかに

難波紘二：生と死のおきて．溪水社

「自分の子孫を生かすも殺すも自由である」という権利が含まれていたからだ。これはさらにギリシアに起源があり、アテネやスパルタでは、生後一〇日目に生まれた赤子を調べ、生かすか殺すかを決定するのが父親の社会的義務であった。しばしば殺される対象となったのは奇形児、障害児、未熟児であったのは、よく知られている。

ギリシア神話では、初めに混沌（カオス）があり、これが分かれて天（ウラヌス）と地（ガイア）ができたとされている。ウラヌスとガイアのまじわりにより、巨人族のタイタンが生まれた。ウラヌスの末子のクロノス（時間）はやがて、父の支配権を奪い、姉を妻とした。父と母が、クロノスの支配権はその子供に奪われると予言したので、クロノスは妻レイアが産む子供を、すべてむさぼり食った（図3）。このように親の子殺しは神話で正当化されている。

「文明的」とされるギリシア・ローマ文化は、そのような慣習と倫理により支えられていたことを忘れてはならない。

もともとギリシア・ローマの都市国家（ポリス）では、選挙権をもつ自由市民（男性のみ）には兵役の義務があった。哲学者のソクラテスも歩兵として従軍している。国家を防衛する能力のないものに生存を保証する社会システムではなかったのである。

母親の子殺しも頻繁にあったが、それが犯罪とされたのは、父親の意向に背いて子殺しが行われた場合で、その場合でも母親を罰するのは国家ではなく、父親であった。

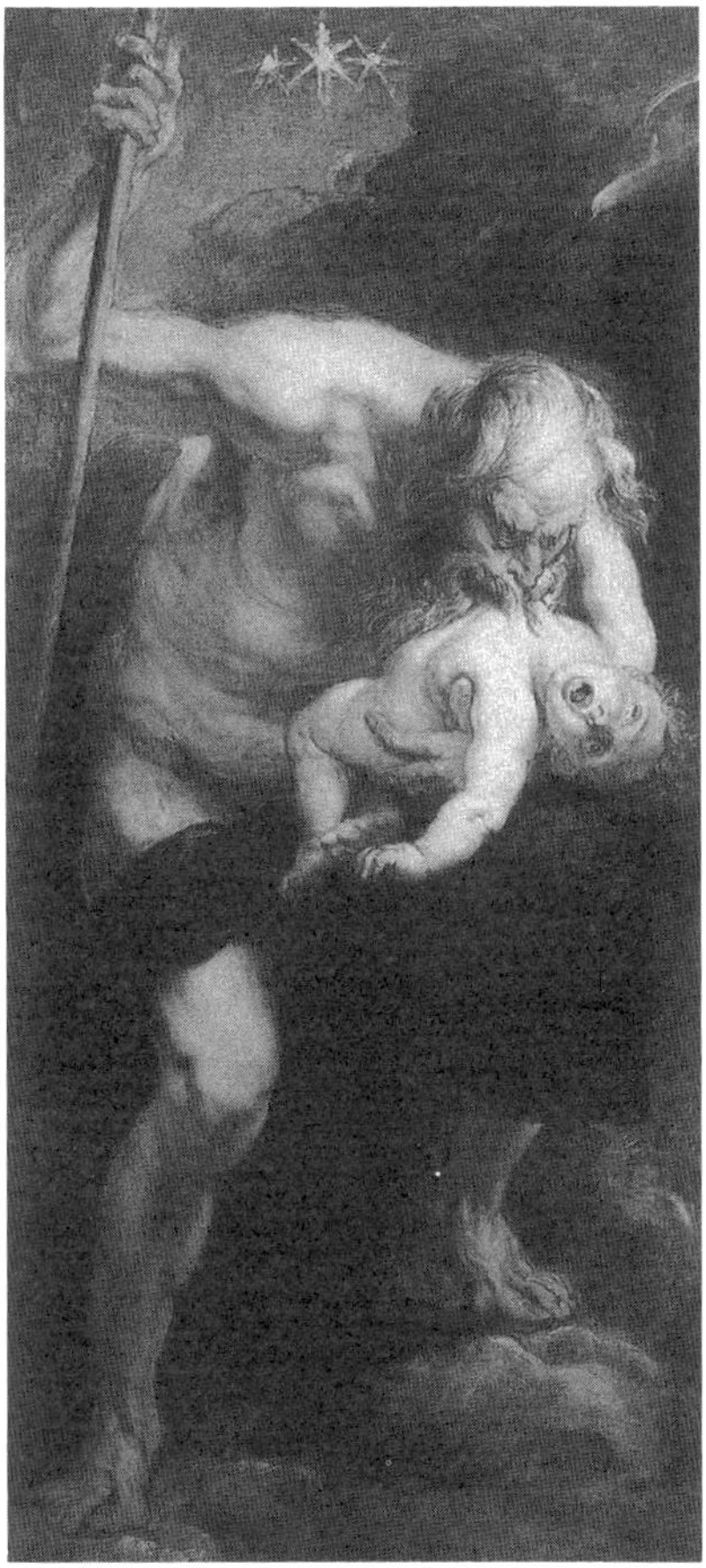

図３：子供を喰う親（ギリシア神話）

権力を奪われることを恐れ、自分の子供を食べるクロノス（サトゥルヌス）。スペインの画家ゴヤも同じ題材の絵を描いている。（ルーベンス、1678）

英国で「嬰児殺し」が法的に犯罪とされたのは、一六二四年のことである。しかもそれは「私生児」に限られていた。つまり結婚できない貧乏人が、性交渉をもち、その結果子供が産まれ、それが地域の慈善施設の負担になることを一番問題としたのである。つまりこれは嬰児殺し自体よりも、召使いの不義密通を抑制することに力点がおかれていた。

産業革命により農村から都市へ若者が移動した結果、一八六〇年代のロンドンでは、未婚の母親が異常に増加した。ロンドンの公園で死んだ嬰児が一日に五人見つかることがあると、当時の新聞のニュースとなっている。つまり二、三人ではニュース性もなかったのだ。

今日われわれの多くが「母親」という言葉からイメージしている観念が、どのようにして成立したかを歴史的にたどった、フランスのクニビレールとフーケの研究によると、それは十九世紀に「国民国家」が形成されて以後、社会的に出来上がってきたものだという。つまりそれはフランス革命の産物だというのである。

われわれが昔からあったと思いこんでいる「子供を喜んで産み、慈しみ、大切に育てる」母性本能というのは、本能ではなく（「本能」という言葉は、遺伝子により規定された生物学的行動という意味で用いている）、歴史的・文化的に形成された「社会規範」にすぎない、というのである。

この「国民国家」という強烈なイデオロギーとそれがもたらしたさまざまな災厄については、第十章でやや詳しく考察する。ここでは国民国家のスローガンは「富国強兵」であり、そのためにどこの国でも理想的な母親像が必要だったのだ、ということだけを指摘しておこう。
フェミニストのクニビレールらの考えでは、「社会は依然として古い国民国家の母親のイメージを現代の母親に押しつけている」、「出産と育児にもっと周囲が協力すべきだ」ということになる。

以上のような次第で、嬰児殺しに関しては十九世紀においては、西欧も日本と同じだったと結論することができる。

コリン・ウィルソンはその「殺人コレクション」で、七十四の殺人パタンをあげているが、夫殺し、親殺し、子供の殺人はあっても、親の子殺しは項目に含まれていない。

これは親の子殺しがまれなためではなく、ありふれており、しかもその動機はあまりにもステレオタイプで、彼の好奇心を満足させないからだ、と考えた方がよさそうである。

【現代の子殺し】

現代の嬰児殺しの原因は、歴史的にそうであったものと変わらない。

まず未熟・奇形・障害児、婚姻外出産、父親の非協力が主なものである。

嬰児殺しを免れた赤ん坊は、母親に殺される危険性が成長とともに減少する。これは血縁関係のない親の子殺しが、子の成長とともに増加するのと逆の関係にある。カナダでは十七歳の

難波紘二：生と死のおきて．溪水社

少年少女が、血のつながらない親に殺される危険性がもっとも高い。これらの殺人の多くは、父親または母親の利害と子供のそれとが大きく対立した場合に、紛争の解決として行われる。従って力関係が逆の場合、親の方が殺される。

親が何らかの理由で自殺を選択し、残した場合の将来を憂慮して、子供を殺す場合は西欧にもある。日本の「親子無理心中」に該当する例である。

例えばベルリン陥落の際に自殺したナチスの宣伝相ゲッベルス一家の場合がそうである。しかし頻度としては極めてまれと言える。

例えばカナダのデータだと、親の子殺しが行われた事件二九〇件のうち、配偶者と子供の両方が殺された事件は二六件で、それはすべて父親によるものであった。この多くで父親も自殺しており、これは日本で言う「一家心中」に該当する。やはり母子心中はきわめて日本的な現象なのである。

もともと人間は自分の子孫を残したいという欲望をもっている。殺されそうになっても「子供だけは助けてくれ」というのが普通である。生物がその遺伝子を残そうとするのは、すべての生物に見られる本能的欲望で、人間も例外ではない。

親子心中、一家心中というのは、その本能的欲望にさからっているわけで、冷静な判断の上に行われるものではない。多くは心理的に追いつめられ、冷静に考えるゆとりがなくなった結果と思われる。

動物が子殺しを行うのは、パニックに陥ったり、あるいは自分の生存をはかるためであったりする。この点でも、子殺しをする親の多くは、この範疇に入る。

つまり精神的にチンパンジー並みに精神が退行変性を起こしているか、あるいは冷徹に自己の利益をはかっているのである。

しかし一定の状況下では、これはかえって合理的選択である場合があることは、文化人類学者の研究からはっきりしている。

例えば、子育てが母親にのみまかされており、しかも母親も労働力として期待されているか、あるいは移動生活を送らなければいけない場合、双子の一方を殺したり、年子のどちらかを殺したりするのは、母親にとってもその集団（社会）にとっても合理的行為なのである。このような風習は現代でも、アフリカや南米などの原住民のなかに認められる。江戸時代の間引きも同様の理由で合理的であった。

母親の子殺し、夫殺しというのは西欧にもまれだがある。有名な例は、ギリシア神話に出てくるメディアによる夫殺しと子殺しであろう。これは嫉妬が原因であったが、現在でもそれほ

難波紘二：生と死のおきて．溪水社

ど事情は大きく変化してはいないだろう。ただしメディアは自殺していないからこれは心中ではない。

こういう「激情」による殺人は、発作的なもので、法律や倫理がコントロールできる次元になく、いつの時代になろうと一定の率で発生するものである。死刑があってもなくても、一般には発生率に関係ない。

しかし理性的判断を超えた「激情」の発生率が高まってくると話は別である。そのような現象が産業革命の初期にも見られたことを、第一章で指摘した。

【子殺しを生み出す背景】

しかしすべての個人が同じような反応を示しているわけではない。その背景として傾聴に値するのは、ローレンツの意見である。

ローレンツは、現代社会があまりにも快適になりすぎたために、精神の幼児化が生じ、忍耐とか寛容の精神が失われているのが、道徳性低下の最大の原因だとしている。「幼児性」という言葉は、動物学の用語として使用されている。人間は、成体でも他の動物に比べると、はるかに幼児の特徴を保持している。これは精神にも認められ、「遊ぶ」とか「好奇心を示す」などの特徴もこれに入る。一方で、「感情を抑制できない」、「わがまま」、「すぐに切れる」という特徴も、幼児性に入るのである。

これは人類学者のリチャーズが述べている、親や社会からの道徳的規範の強制が、未開社会では行われている、という事実と合致している。つまり現代はあまりにも「自由」を強調しすぎるという意見である。

リチャーズはつぎのように論じる。

すべての時代と社会を通じて共通した倫理はない。倫理的行動は、文化により規定されているからだ。しかし倫理が強く規定している共通の人間行動分野はある。それは性と親業の領域である。このほかの領域、例えば所有権とその相続、殺人や傷害の禁止、共同体の防衛などにも倫理規範があるが、文化による違いがあまりにも激しく、かつ動物にはあまり例がない。

心理学者のフォスは倫理的心構えと行動がどのようにして発生してくるかを、つぎのように説明している。

倫理的心構えとは、善悪についての知識や判断力である。倫理的行動とはそれが実際の行動になってあらわれてきたものを言う。

倫理的心構えが成立するには、第一に認識が適切に発達しなくてはならない。幼児や精神遅滞者や精神病者にはこれが欠けている場合が多い。

第二に、親や仲間が適切な心構えや判断を示してやるという経験が必要である。

第三に、判断する主体と問題の間の心理的距離が重要となる。例えば子供は、地球のどこかにいる見も知らない人間については、中立的な判断をくだすが、自分がからむ出来事の場合にはそうはいかない。このように自己を客体化できないケースは、大人にも見られる。

第四は、ある倫理的判断が要請される状況、つまり誰がそれをたずねているか、という問題である。ほとんどの人間は、状況次第で判断（言うこと）が変わる。

リチャーズとフォスの議論が指し示すものは、大体においてローレンツが生物学的に論じていることと一致している。現代では、フォスがいう第一と第二の条件付けが弱まっているのである。その理由の一部は第一章で説明した。

ところで現代では、親の子殺しは多くの国では、「殺人一般」のなかに含められているが、これを独立した死刑相当犯罪としている国がある。アフリカのモーリタニアでは「母親による嬰児殺し」は死刑である。同じくスワジランドでは「一歳以上の子殺し」は死刑とされている。ではこれらの国は子供の権利について非常に重要視している国だろうか？　そうではない。詳しくは第十章で論じるが、死刑をもって臨まないといけないほど、親の子殺しが多発していると見るべきなのである。

一般に法律は存在しないものを禁止することはしない。法は現実の後を追うだけである。スワジランドでは「人肉所持」が死刑の対象となっている。ブルンジではもっと露骨に「人食い」が刑法で死刑対象犯罪として規定されている。つまりこれもかつてそういう犯罪があったから、法が禁止しているのである。

このような発展途上国における子殺しは、むしろ歴史的な子殺しに通じるもので、現在先進国で問題になっている子殺しとは別個のものであることは言うまでもない。例えばフランスでは、アンリ二世は勅令を発し、嬰児殺しを死刑としている。一五五六年には産まれた私生児を便所に捨てた女が絞首刑に処せられている。ヨーロッパの十六世紀はどこもこんなものだったのである。

引用文献

(1)アポロドーロス（高津春繁訳）『ギリシア神話』岩波文庫、一九五三
(2)コリン・ウィルソン（関口　篤訳）『犯罪コレクション（上・下）』青土社、一九九四
(3)マーティン・デイリー、マーゴ・ウィルソン『人が人を殺すとき』新思索社、一九九九
(4)コンラート・ローレンツ（日高敏隆訳）『攻撃―悪の自然誌』みすず書房、一九七〇
(5)コンラート・ローレンツ（日高敏隆、大羽更明訳）『文明化した人間の八つの大罪』思索社、一九七三
(6)岸田　秀「仲間を殺す動物は人間だけ」文芸春秋（二〇〇〇年11月号）一八〇―一八二頁
(7)立花　隆『サル学の現在』平凡社、一九九一
(8)西田利貞『人間性はどこから来たか』京大学術出版会、一九九九
(9)マルタン・モネスティエ（吉田春美、大塚宏子訳）『死刑全書』原書房、一九九六
(10)イヴォンヌ・クニビレール、カトリーヌ・フーケ（中嶋公子ほか訳）『母親の社会史』筑

摩書房、一九九四
（11）B. M. Foss: The development of moral attitudes and behaviour. In F. J. Ebling (ed.): Biology & Ethics. Academic Press, 1969, pp. 15-22
（12）Audrey I. Richards: Characteristics of ethical systems in primitive human society. In F. J. Ebling (ed.): Biology & Ethics. Academic Press, 1969, pp. 23-32

第六章　自分の生命や身体をどうしようと勝手か

まず自殺が問題となる。自殺を禁止する法律はないから、自殺は違法ではない。従って自殺は倫理的に容認されるかどうか、という問題になる。ついで臓器売買や売春などを論じよう。

【自殺は認められるか】

西欧社会で一般に自殺が倫理的に禁止されたのは、人の命は自分のものでなく、神に与えられたものであり、自殺は神に対する冒瀆だという考えに基づくものである。しかし最近ではこの考えも薄らいで、自己の生命も自己決定権のうちに含まれるという考えが強まってきている。例えば無用な延命治療を望まないというリビングウィルなどは、この自己決定権という考え方から導き出されている。

自己決定権という観点からは、人には自殺する自由があると認めるべきである。自殺それ自体に非倫理的なところはない。しかしそれはもうひとつの基本倫理、「他人に迷惑をかけない」と両立する形で行われなければならない。

難波紘二：生と死のおきて．溪水社

自分の行動や他人に迷惑をかけた結果に責任をとり、自殺する場合がある。戦争の指導者が敗戦に際して自殺したり、企業の経営者が倒産の責任を感じて、自殺する場合がそうである。これらの場合は、社会はしばしば「潔い」としてその死を賞賛することすらある。

しかし自殺により戦争責任の解明や倒産に至る経緯の解明は、残った人にとってしばしば困難になるわけである。また遺族や関係者に心理的、経済的その他の負担をかける場合もある。従って他人に迷惑をかけない、という原則をどれだけ満足しているかは疑わしい。自殺者の遺族に対して、社会的制裁が行われるような環境があれば、自殺に対する抑止力になるが、現在の社会ではそれは望むべくもない。従って本人がはっきり決断すれば、実質的にそれを阻止する手段はない。

従って究極的には、本人の自由ということになる。

一方安易な形での自殺は、相互主義により成り立っている社会の信頼を突き崩す。テストの点が悪いとして自殺する学生は、他の学生に対して「お前も点数が悪ければ生きていく値打ちがない」というメッセージを送っている。倒産会社の社長も敗軍の将も、それは同じである。

このようなメッセージが多発すれば、社会を構成する個人は不安に陥り、その社会の安定性は失われる。

従って社会の側が自殺に積極的価値を付与することはありえないし、それを防止するために動くのは当然である。ただし自殺の防止の社会的コストが膨大になり、社会がその負担に耐えきれなくなった場合には、それに見て見ぬふりをするようなことは、起こりえるだろうと思われる。

自殺するような奴は、生物としての生存本能が弱いのだから、放っておけばよい、自然淘汰（自然選択）により滅びるのだ、という議論を聴くことがある。この議論には、ダーウィンの進化学説（進化論）についての大きな誤解が含まれていると思われるので、ここで少し論じておきたい。

【自然淘汰と自然選択】

まず原語は「ナチュラル・セレクション（natural selection）」であり、「自然が動植物に働きかけて、子孫を残す個体や亜種が選び残される」という意味である。これを「自然淘汰」と訳したのは十九世紀日本生物学の大誤訳である。「淘汰」には「良いものが残り、悪いものが滅びる」という意味があるが、原語にはそのような価値判断にかかわるニュアンスはまったく含まれていない。従って最近の生物学では「自然選択」という用語しか使われていない。またダーウィンの伝記や進化理論に関する本でも、そのようになっている。また「自然淘汰」と並んで用いられる「適者生存（survival of the fittest）」という言葉を用いたのは哲学者のハーバート・

難波紘二：生と死のおきて．溪水社

スペンサーであり、ダーウィンではない。スペンサーはダーウィンの理論を理解したと称していて、「社会ダーウィニズム」を提唱した。日本の古い訳語は、明治時代にスペンサー説が紹介されたときに生まれたものである。

自然選択説では、環境により適した個体がより多くの子孫を残すことが基本的に重要である。しかし生き残っていくのは、個々の個体の集合からなる「種」である。種が生き残っていくメカニズムとして自然による選択がある。

従って種が生き延びるためには、その種に属する個体全部が、肉体的に強健で、環境の直接圧に耐える必要はまったくない。それは人間の社会を考えれば明らかなことで、石器時代人は、肉体的強健さや生命力の強さでは現代人をはるかに凌駕しているが、その社会は、分業や社会福祉システムをもつ現代の社会に比べれば、はるかにもろい。自然選択の圧力にさらされるのは、個人の集合からなる社会でもある、という二重の構造をしているのがダーウィンの進化論だ。人類の六百万年の歴史のなかで、ピテカントロプスやネアンデルタールが絶滅していったのは、彼らが形成した社会がよりすぐれた文化をもつ他の社会との競争に勝てなかったからであり、個々のピテカントロプスやネアンデルタールの生物学的弱さのせいではない。

例えば、すぐにも自殺するような個人が、生き延びて、すばらしい芸術的才能や科学的才能を発揮して、その社会に大きな貢献をしてくれるとすると、そのような個人の自殺を防ぐようなシステムをもつ社会のほうが、そうでない社会よりも、生き残る確率が高くなるのは、間違いないだろう。

以上で自殺に関する考察を終わろう。

【臓器は売買できるか】

身体の部分に対する自己決定権も同様である。これは究極的には奴隷になる自由を考えればよい。

それを社会が認めないのは、奴隷の存在が究極的には自分の尊厳を冒すからである。「私は奴隷になりたくない。だから奴隷を使う身分にもなりたくない」というリンカーンの言葉を見ればわかるように、ここでも相互主義の原則から奴隷が否定されている。奴隷とは自由を失った存在であり、奴隷になる自由とは「自由を放棄する自由」を意味している。自殺は自己を抹殺する自由であり、物理的に抹殺してしまうので認められるが、生きて社会の一員として留まる限り、「自由を放棄する自由はない」(ミル)のである。

身体の自由は、肉体が完全あるいは正常に機能していることで保証されている。その一部を失えば、永続的に何らかの不自由が生まれるのはさけられない。従って自分の肉体の一部を、他人に譲り渡すことは、自由を部分的に放棄することになる。だからこれらは行き過ぎた自由なのである。

しかし実際には、例えば片方の腎臓の提供は、親子や兄弟の間で行われてきており、それに対しては社会的に非難の声はあがらず、むしろ美徳として賞賛されてきた。現在では肝臓のようなひとつしかない臓器についても、部分切除による移植というかたちで行われている。

これらの行為は、まさに「臓器は自分のものであり、その処分権は自分で決められる」という考え方を前提としたものである。ただこれらは肉親という関係と、命の危ういものを助けるという、ふたつの特殊な関係のなかで成立しているものであり、一種の緊急避難行為として考えることは可能であろう。

しかしこの考え方を肉親以外の他人にも拡大していけば、自分の臓器を他人に売り渡すという考えも成り立つわけである。その場合の「緊急避難」は売る人の家族が飢えているとか、金を工面しないと会社が破産するとかという切羽詰まった状況に求められることになる。

難波紘二：生と死のおきて．溪水社

臓器移植の場合のように、需要と供給の絶対バランスが狂っている状況では、自己の臓器に対する処分権を認めないことが、臓器入手を目的とした誘拐や殺人を引き起こしていることも事実である。

そこで臓器売買を公認せよという意見がある。実際に、米国の一部の州では、臓器提供者の遺族に高額の謝金が支払われている。またインドのように臓器売買を公認している国もある。臓器売買を公認することは犯罪を予防することになるだろうか。これはたぶんならないだろうと思われる。

ここで、売血の歴史の苦い教訓が生かされるべきであろう。血液には生きた細胞しかも万能の幹細胞が含まれており、売血は一種の臓器売買である。この歴史を振り返り、問題点を把握する作業が必要である。

一言で言うと、売血制度はどの国でも輸血用血液の不足を解消するものとならなかった。つまり臓器移植という医療は、単発の技術としては可能でも、広範に社会的に応用するには、無理がある医療であり、輸血と同様に理想的な医療ではない、という認識を医療関係者も一般社会も認識する必要がある。

長い目で見れば他人の臓器を移植するという医療は一時的な医療であり、やがて再生医療にとって代わられるだろう。一時的な流行のために、倫理体系を変更するのはかえって問題が多いと思われる。

身体の一部を売買する自由を認めることは、売春を禁止できなくなるということでもある。よく「体は売っても心は売らない」と言われる。しかし心は体があってはじめて成立している。具体的には心は脳の働きである。体を売れば、心は体に付属しているから、心も売ったことになるはずである。

そこでつぎは売春の問題を考えてみよう。

難波紘二：生と死のおきて．溪水社

【売春は個人の自由か】

自己決定権が広く受け入れられているオランダでは、すでに不治の病の場合には安楽死が公認されているが、さらに最近売春を「一般的な企業活動のひとつ」として合法化した。売春は臓器の使用権を財貨と交換に一時的に提供するもので、臓器それ自体の売り渡しではない。しかしそのオランダでも臓器売買を公認しようという動きはない。売春はかつてはキリスト教国では、許し難い悪であり、きびしく禁止されていた。しかしキリスト教の影響が弱まるにつれて、売春を合法化はしないにしても、「見て見ぬふり」をする国が増えてきている。

売春について宮台真司はつぎのように論じている。

「個人の自由意志による売買春は認められるべきである。それは自己決定の原則から導き出されるものである。売る女＝弱者、買う男＝強者という図式は、今日実際に行われている売春行為には、ほとんど当てはまらない。買わない限りセックスもできない、弱い男が沢山いる」

彼は実際に東大生で売春を行っている女子学生をインタビューし、売春をすることが彼女にとって自己実現と精神的解放になっていることを明らかにしている。言い換えると彼女は売春をすることに生きる希望を見いだしている。そういう人間もいるのだ。

性や食についての価値観は、幼少時に確立され、個人の自尊心と密接に結びついている。従って、それとまったく異なる価値観と出くわすと、人は自分を否定されたように思い、自尊心を傷つけられる。自己を傷つけられたくないから、相手に対して攻撃的態度に出るのである。

「他人が有する価値観が自らの個人的実存（自尊心）を脅かすことは、基本的人権が排除する『他人に対する不利益』には一切あたらない。他人に実害を与えない限り、誰もが自らの尊厳を維持するための自由な表出行為を保証されなければならない」

宮台の議論は、売春を法による取締りから、個人の自由にまかせようという、西欧諸国における大きな最近の流れを反映しているとともに、日本の若い世代の価値観を反映している。未成年者の売春問題（「援助交際」）も、実効性がない一律全面禁止という措置をとるよりも、自我と密接にかかわる青少年の性をいかに健全に発達させるかという、性教育プログラムと連動させて考えるべきであろう。

【去勢と纏足の自由はあるか】

去勢つまり男性の睾丸を除去する文化は、アジアでは中国で、また中東諸国と西欧で行われた。中国や中東では宦官と呼ばれている。これは刑罰としても行われたが、宮殿や後宮で重要な職につくことができたため自ら志願して、去勢される男性も多かった。清朝では紫禁城に宦官を採用しており、清朝が崩壊するまで彼らが実権をにぎっていた。中華民国政府は宦官を禁止したが、宦官がいなくなったのは宦官が働ける場所がなくなったからで、その逆ではない。

ヨーロッパでは後宮は発達しなかったが、オペラの誕生とともに、ボーイソプラノが「天使

難波紘二：生と死のおきて．溪水社

の声」ともてはやされ、去勢少年の市場価値が高まった。オペラの本場ナポリでは、オペラ歌手を目指す去勢青少年がうようよといたという。去勢オペラ歌手は今世紀になっても生きていて、その声はレコードになって残っている。それがいなくなったのは、去勢が非人間的な手術で、そのような歌手を起用するのが恥ずべきことであると広く認識されたから、言い換えると去勢歌手の市場がなくなったからにすぎない。

纏足（てんそく）は中国で、紀元十二世紀の初め頃（北宋の時代）に誕生したらしい。初めは宮廷や貴族の娘たちに流行し、やがて中華文明のおよぶところ雲南にも台湾にも広まった。十九世紀の初めには纏足の文化はその頂点に達し、およそ中国の女で纏足をしていないものは女ではない、と言われる状況にまでなった。

しかし清朝が崩壊し、そのあとに成立した中華民国政府が纏足を禁止するにおよび、この文化は次第に衰えた。しかし辺境地帯では、共産中国の成立以後もなお残っていた。今日でも纏足女性はまだ生きていて、「週刊現代」（二〇〇〇年一月二九日号）には上海や南京がある、江蘇省で発見された女性の足の写真が載っている。

宦官の利点は、生殖能力がなく女性の世話を安心して任せられるという点にあった。去勢歌手の利点はソプラノの声が保てるという点にあった。纏足の利点は、足が小さく、女性としての魅力を増加させるという点にあった。体重を狭い範囲で支えるため、二次的に骨盤と脊椎に

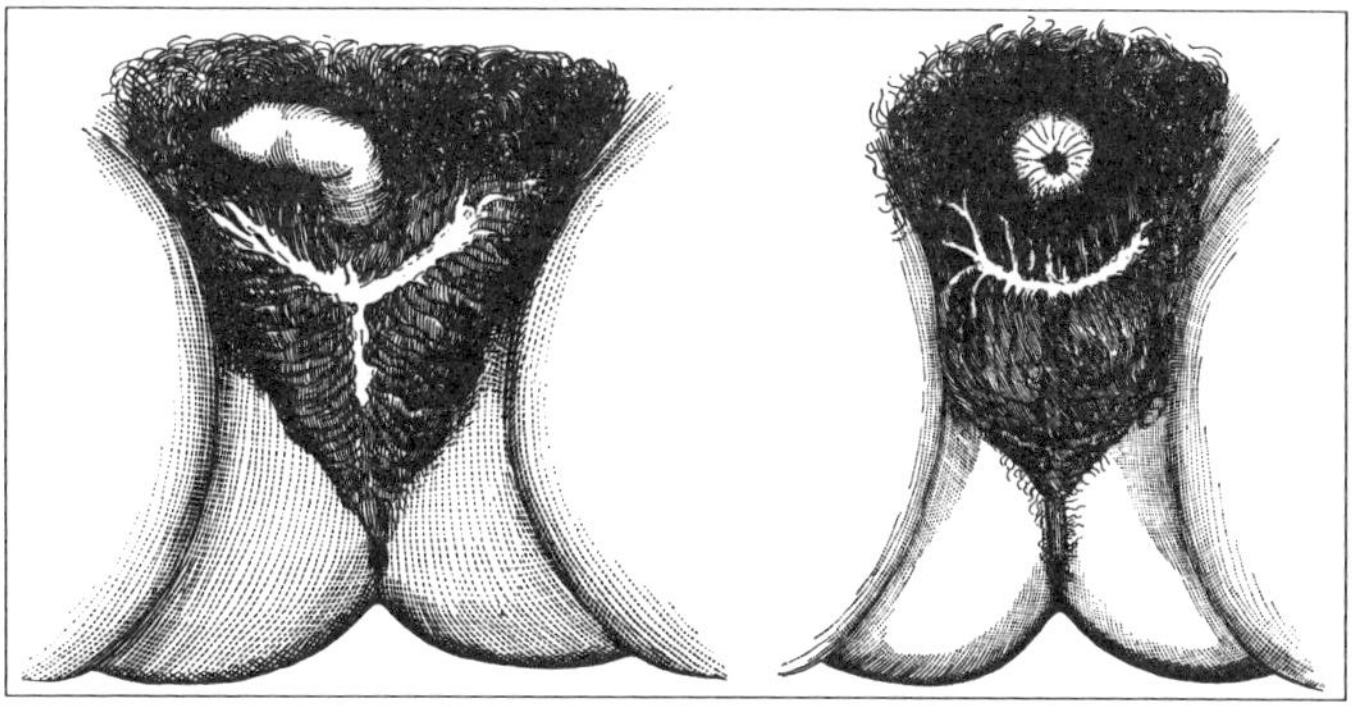

図4：性器損傷

19世紀の帝政ロシアには、「白い鳩」と自称し、世間からは「スコプチィ（去勢せるもの）」と呼ばれるキリスト教団があった。男女とも去勢し、肉欲を絶った。男性では睾丸を除去し（左）、女性ではクリトリス、大陰唇、小陰唇を切除する（右）だけでなく、乳房も除去した。（G. M. Gould & W. L. Pyle: *Anomalies and Curiosities in Medicine.* Bell, 1896）

変形をきたし、それが生殖器にも影響を与えた。これは今日、女性がハイヒールや底の高い靴をはくことで達成しようとしているのと、同じ目的を達成すると考えられていた。

去勢と纏足という、今日ではすたれた文化があるが、これらは個人レベルで行われたら、本当に禁止すべきことなのだろうか？

一九三六年に、パリでこういう事件が起こった。二人の子供を連れて戦乱の中国を逃れた婦人が、生きていくためにパリの街角で纏足した自分の足を見せ物にして、お金を稼いでいた。母親が通行人に言い寄り、子供が見物人から金を集めていた。これを知ったパリ在住の中国人たちは、中国の恥だと中国大使館に抗議し、一家は中国に強制送還された。この婦人は売春をするよりは、あえて見せ物になる道を選んだのだと思われる。

しかし彼女の行為は、今日の時点で見て、非難されるべき事柄なのだろうか？

また去勢は自分の意志で行う限り、非難すべきことなのだろうか？　少なくとも日本の社会には、芸能人には去勢した男性がいて、それがテレビや新聞にも堂々と出現しているのは事実としてある。

これらが肉体を損傷あるいは変形させるからいけない、というのであれば、「肋骨圧痕」はどうだろう。

十九世紀の西欧の女性たちは、蜂の腰のように細い胴こそ美の典型と考えて、コルセットでウェストを強く締め付けた。その結果、肋骨が肝臓の表面に押しつけられ、肝臓右葉表面には深い溝ができた。これは一生残り、解剖すると肝臓は強く変形している。

これらが社会規範として強制されることは論外であり、それがこれらの風習が消滅した一番大きな理由であると思われるが、純粋に個人の好みの問題として提起されたら、それはどのように判断したらよいのであろうか？

【ピアスや入れ墨は自由か】

そこで残る問題は、ピアス、豊胸術、入れ墨などの問題であろう。服装や化粧が個人の自由に属するという点については、誰も異存がないだろう。ピアスや入れ墨が化粧と違うのは、それが不可逆的変化だという点にあるだろう。いったんやると嫌になったからといって、もとの状態には戻れない。

実際私は、豊胸のために注入したパラフィンが流れ出して変形した乳房や、結婚前に入れ墨を除去するために切り取られた皮膚などを、いくつも見てきた。入れ墨は表皮の下の真皮に色素を注入し、それを固着性のマクロファージに食べさせるものであり、除去は原理的に不可能である。だから古代中国では罪人のしるしにこれを行ったし、ナチスは強制収容所に収容したユダヤ人にこれを行ったのである。江戸期の日本でも罪人に対する入れ墨はあった。前腕にぐるりと輪のように入れる場合と額に入れる場合があった。藩ごとに形が違ったので、入れ墨を見ればどこで罪を犯したかがすぐにわかった。

難波紘二：生と死のおきて．溪水社

このような歴史や理屈を承知した上で、分別をもった大人が自分の判断で、鼻に穴をあけようが、背中に入れ墨をしようが、それは本人の勝手と言うべきだろう。

纏足が流行していた中国では、女が耳に穴をあけるのも同時に流行していた。西洋のピアスはアフリカから輸入された文化である。アイシャドウだってエジプトではハエ除けの衛生法であったのが、西洋で美容法になっただけだ。

大体縄文時代の日本人はみな入れ墨をしていた。魏志倭人伝にも「倭人は黥面文身」とある。顔にも体にも一面に入れ墨をしていたのである。後に中国では罪人に黥面（顔の入れ墨）をするとわかり、文化的劣等感から入れ墨をやめただけである。先祖のまねがしたければしたらよいだろう。

西欧社会や中国では、そして日本でも、ほっそりした女性が美しいとされてきた。だから中国では纏足が西欧ではコルセットやハイヒールが流行したのである。しかしアフリカのウガンダ王国ではビール樽のように肥満し、自力では歩行もできないような女性が美しいとされていた。だからこの国の女性は、できるだけ脂っこいものを沢山食べ、運動をしないことではやく肥ろうと努力した。その方が金持ちや身分の高い男の妻になるチャンスが高かったのである。

ただここでも問題は、判断力の未熟な未成年者の問題が出てくるが、そのような歴史を教え、熟考による自己判断を可能にさせることこそ、教育の課題であろう。

引用文献

（1）宮台真司ほか『性の自己決定原論』紀伊國屋書店、一九九八
（2）伏見憲明『性の倫理学』朝日新聞社、二〇〇〇
（3）橋爪大三郎『性愛論』岩波書店、一九九五
（4）ミシェル・フーコー（渡辺守章訳）『性の歴史Ⅰ　知への意志』、『性の歴史Ⅱ　快楽の活用』新潮社、一九八六
（5）ピーター・J・ボウラー（横山輝雄訳）『チャールズ・ダーウィン　生涯・学説・その影響』朝日新聞社、一九九七
（6）R・F・ジョンストン（入江曜子、春名　徹訳）『紫禁城の黄昏』岩波文庫、一九八九
（7）Howard S. Levy: *Chinese Footbinding: The history of Curious Erotic Custom.* Bell Pub. Co., New York, 1967
（8）アラン・ムアヘッド（篠田一士訳）『白ナイル―ナイル水源の秘密』筑摩書房、一九七〇
（9）マルタン・モネスティエ（吉田春美、花輪照子訳）『奇形全書』原書房、一九九九

難波紘二：生と死のおきて．溪水社

第七章　出生前診断により胎児に重篤な障害があった場合、中絶は認められるか

戦後の日本では、「優生保護法」に「経済的理由」による妊娠中絶が認められていたせいで、妊娠中絶は実質的に自由に行われてきた。さらにピルの解禁により、女性の側の妊娠の自由もほぼ実現した。まだ日本には導入されていないが、最近では妊娠後七週間ぐらいまでなら、服用すると簡単に妊娠中絶を行える薬も開発されていて、欧米では市販されている。避妊に失敗しても、「不必要な妊娠」を継続する必要はなくなったのである。

【問題の所在】

他方、医学の発達により、妊娠初期の胎児の異常が診断できるようになり、遺伝子病や染色体異常に基づく疾患やその他の奇形などが発見できるようになってきた。ここで生じたのが、医学的には母胎に危険をおよぼさないで、胎児だけを選択的に中絶できる技術である。

排卵誘発剤を用いた妊娠では、多胎妊娠（三つ子や五つ子など）が起こりやすく、この場合には、胎児の数を減らす手術がすでに広く行われている。これは多数の胎児の中から一部を残す

という形での、数的選択を行う中絶である。

また妊娠初期の風疹感染では、胎児に重篤な心奇形を生じる危険性があり、中絶することが一般的に行われている。これは特定の外因が作用したときに行われる時期選択的中絶である。そのほかにも選択的中絶は、胎児に重篤な奇形や疾患が生じる確率が高い場合には、広く行われてきた。これらは伝統的に、医師のアドバイスを患者（妊婦）が受け入れるという形で、いわば医師主導で行われてきた。

最近になって、こういう技術の進歩を前提として、奇形児や遺伝的障害を恐れる親たちが、自発的に出生前に胎児の診断を求めるというケースが生じている。つまり異常がなければ生むが、異常があった場合には産まないのである。これに対して障害者の団体が、それは身障者に対する差別であると抗議活動を展開するという事態が生じた。つまり不必要な妊娠の場合には中絶をして、健常と思われる子供だけを産む自由は夫婦にあるのか、社会はそれを容認すべきなのか、という問題が生じてきたのである。

これは出生前診断は認められるかという問題と、それが認められた場合に親が子供を選別できるかという、二つの問題から成り立っている。しかしよく考えてみると、親が子供を選別できるという考え方を肯定しているから、出生前診断という考え方が出てきていることがわかる。

もちろん出生前診断が胎児の治療を目的として行われることもあるが、それは実際には中絶のできない妊娠後期の場合で、生まれてくると決まった胎児の疾病や障害を、できるだけ回復あるいは除去しようとするものである。

出生前診断を、治療ができる場合に限るべきだという意見もあるが、治療ができるかどうかは診断してみないとわからないし、治療可能性は医学の進歩という時間の変数に依拠しており、固定されているものでない、という事実が忘れ去られている。それに障害のある胎児を、体内で治療することは、危険でもあり、実効性がある治療法はまだない。

参考までに現在、どのような病気が出生前に診断でき、早期の妊娠中絶により障害をもった赤子の出産を予防できるか、表に示そう。

表　出生前に診断できる遺伝子病

病名	異常の本態	症状
トリソミー21(ダウン症)	21番目の染色体が1個余分にある	精神発育の遅れ、内臓の奇形
トリソミー13	13番目の染色体が1個余分にある	発育遅延、小頭症、外表・内臓奇形
トリソミー18	18番目の染色体が1個余分にある	発育遅延、小頭症、心臓奇形など
性染色体トリソミー	性染色体が1個余分にある	不妊、性器の発育障害
ハンチントン舞踏病	単一遺伝子病、常染色体優性遺伝	中枢神経機能の崩壊
神経線維腫症	単一遺伝子病、常染色体優性遺伝	多発性神経線維腫(エレファントマン)
骨形成不全症	単一遺伝子病、常染色体優性遺伝	骨格発育障害、病的骨折

マルファン症候群	単一遺伝子病、常染色体優性遺伝	骨格発育異常、心血管奇形
家族性大腸ポリープ症	単一遺伝子病、常染色体優性遺伝	大腸がん
フェニールケトン尿症	単一遺伝子病、常染色体劣性遺伝	アミノ酸代謝障害（知能障害、メラニン減少）
ホモシスチン尿症	単一遺伝子病、常染色体劣性遺伝	含硫アミノ酸代謝障害（知能障害、くも指症など）
リソゾーム性蓄積病	単一遺伝子病、常染色体劣性遺伝	
ゴーシェ病		知能障害、脾臓腫大、
ニーマンピック病		知能障害、神経障害、肝脾腫大
テイ・サックス病		痙攣、痴呆、発育不全
鎌状貧血	単一遺伝子病、常染色体劣性遺伝	高度の貧血、発育不全
神経原性筋萎縮症	単一遺伝子病、常染色体劣性遺伝	進行する麻痺
デシェンヌ型ジストロフィー	単一遺伝子病、性染色体劣性遺伝	男の子に発症　進行する麻痺
血友病（AとB）	単一遺伝子病、性染色体劣性遺伝	男の子に発症、止血障害
家族性尿崩症	単一遺伝子病、性染色体劣性遺伝	男の子に発症、多尿、多飲
無脳症	多遺伝子異常、素質が遺伝	脳と頭蓋骨冠状部が欠損
小頭症	多遺伝子異常、素質が遺伝	大脳が発育不全
二分脊椎症	多遺伝子異常、素質が遺伝	脊髄下部の奇形、下半身麻痺
単眼症	多遺伝子異常	眼が一つだけで、鼻のすぐ上にある
アザラシ症	多遺伝子異常、非遺伝性	四肢の欠損、サリドマイド児は有名

先天的（生まれたときになることが定まっている）病気には、遺伝性のものと非遺伝性のものがあるが、なかにはどちらかわからないものもある。対になって存在している遺伝子の一方だけが異常で起こる「メンデル遺伝」による病気（単一遺伝子病）は、すでに四、五〇〇種類くらいが知られていて、その数は研究の進歩により今も増えつづけている。だから表では主なものしか取り上げられない。

この表では、先天異常のリストからほんの一部を取り上げただけで、専門書でないから残りは省いてある。また個々の異常についてもバリエーションがあるが、とても全部を列挙できない。詳しく知りたい人は専門書を参照してほしい。

こういう異常は、単一遺伝子病の場合を除き、「カチッ」と定まったものではなく、同じ病名がついていても、症状は重いものから軽いものまでいろいろある。

典型的な無脳症だと、大脳も小脳も脳幹もないから、すぐに死んでしまうが、延髄が形成されていれば、生まれたときから「脳死状態」ということになる。自然は連続的なもので、区別しているのは人間の都合である。無能児は人間でないから中絶してもよいが、小頭症は中絶してはいけない、という論理がもしあるとすれば、本来は連続的なものである脳形成障害を、「無脳症」と「小頭症」とに区別しているわけで、それはやはり「差別」なのである。

胎児が生まれたときには、すでに卵巣や睾丸ができていて、将来使う卵子や精子のもととなる細胞（胚細胞）は作られている。だから生まれた個体の遺伝子治療が将来できるようになっても、胚細胞の遺伝子を変え、卵子や精子の遺伝子を変えないと、問題の遺伝子は次の世代に伝わる。つまり遺伝子治療は体細胞を対象としているので、将来可能になったとしても、その効果は一代限りである。

他方、出生前診断を行い、問題の遺伝子をもつ胚や胎児を選択的に除外すれば、その遺伝子病に関しては次の世代からはまったく無関係になる。

また先天性奇形や障害のなかには、親の遺伝子には関係なく、胎内での環境や体細胞遺伝子の突然変異で生じるものもある。これらは遺伝しない。しかし生まれる個体には重篤な障害を一代限りで、生み出すことがある。

自然状態でも、重い染色体異常や内臓や外表の奇形は高頻度に生じていて、その多くは、胎内で死亡したり、流産したりして、生きて生まれない。そういう自然の摂理というか選別過程をくぐり抜けたものが、胎児として生まれてくる。母体の選別機構が甘かったり、胎児の生命力が強かったりして生まれてくるのが、遺伝病の子供や先天異常の奇形児である。

この自然の選別機構を助ける側で人為的に強化するのがよいのか、それとも窮地に陥っている胎児を助ける側で、選別機構を押さえるのがよいのかは、一律には決められない。放っておけば早期流産して死んでしまうが、治療したために生きながらえて、障害をもって生まれてくるというケースは多い。

たとえは悪いが、試験を厳しくして合格者を少なくするか、ゆるくして出来が悪くても合格者を増やすか、という問題で教師が悩むのと似ているのである。

ところで、訴訟大国のアメリカで、障害児が「生んでくれなかった方がよかった」という理由で、実の親に損害賠償を求める訴訟を起こしたことがある。現実にその子供は親から損害を被ったのだから、それを賠償せよと迫るのは、一見もっともである。しかし損害というのは、ケースA（あることが起こった場合）とケースB（あることが起こらなかった場合）とが対等に比較され、本来あるべきであった状態との差額を算定することで確定するものである。「生まれなかった状態」と生まれてしまった現在とは、それがどのような状態であれ、比較できない。だから裁判官もこの訴訟は意味がないとして却下した。

「障害者の権利」というものを情緒的に、無批判に拡張していけば、このような論理の落とし穴にはまり、日本でも親を訴える障害児が出てくるだろう。

このように見てくると、出生前診断が急速に進歩した背景には、胎内治療の見通しもなく、生まれた場合にも治療法がないから、選択的中絶により問題そのものを消滅させようという見通しや欲求があったのは、間違いない。

だから結局、出生前診断の問題は、選択的人工妊娠中絶は認められるか、という問題に帰着するのである。

【選択的妊娠中絶は許されるか】

まず確認しておきたいことは、妊娠中絶とはすべての妊娠のなかでその一部を中絶することである。従って妊娠中絶それ自体が、選択的な行為なのである。

選択的妊娠中絶は人工妊娠中絶のなかに含まれる。従って後者が許容されるのなら、その一部である前者は許容される。論理学的には、人工妊娠中絶という概念の中に、選択的妊娠中絶という概念が含まれている（内包となっている）から、それ以外の結論はありえない。

人工妊娠中絶が原則禁止の場合に、その部分である選択的中絶を例外として認めるというのはある。これは包括的に禁止しておいて、例外を認めるというやり方で、法律には多い。実際に刑法は、妊娠中の胎児を中絶することをすべて禁止（刑法第二一二条＝堕胎罪）している。刑法をすなおに読めば、すべての中絶は日本では違法である。

しかし「母体保護法（旧優生保護法）」では、人工妊娠中絶を「胎児が母体外で生存できない発育段階で、人工的にそれを母体外に排出すること」と定義し、それは「堕胎」にあたらないという解釈をしている。

産婦人科の医師の中には、「中絶」とは胎児を丸のままで子宮外に取り出すことで、胎児は「母体外で生存できないから」死亡する、従ってこれは殺人ではない、これに対して、妊娠二十二週以後の胎児は、「丸ごと子宮外に取り出した場合」は生き続けるから、目的を達しようとすれば、胎児を積極的に殺さなくてはならない、これが堕胎で、それは殺人である、と解釈している人もある。

けれども未熟児を生かす技術は小児科の領域では、日進月歩で進歩しており、現在では二十週の胎児でも、その五〇％は生かすことができる。「胎児が母体外で生存できない発育段階」というのは、固定されたものではなく、時代とともに変化している。将来もし人工胎盤ができれば、受精卵から母体なしで発育できるようになるだろう。

つまり日本の法体系では、基本法である刑法は一切の堕胎を禁止し、母体保護法では「中絶は堕胎でない」という一種のごまかしにより、人工中絶が合法である「かのように」扱われているのだ、ということを認識しておく必要がある。

母体保護法では、妊娠二十二週未満の胚や胎児については、「妊娠の継続または分娩が、身体的または経済的理由により、母体の健康を著しく害する恐れがある」場合には、人工妊娠中絶ができると認めている。

現状ではこれが拡大的に解釈され、女性の権利拡張論の圧力も受け、女性が望まない妊娠の場合には人工中絶が自由に行えるという状況になっている。

また二十二週未満の胎児の中絶が、かりに母体保護法が規定する以外の目的で行われたとしても、違反に対する罰則はない。例えば、母体の健康上も経済的にも問題がなく、ただ避妊に失敗したという理由だけで行われる中絶は多いし、罰せられていない。「人工妊娠中絶がひろく日本では認められている」というのは、そういう意味である。

誤解を避けるために繰り返すが、広く認められているのは妊娠二十二週未満の場合であり、それ以後の中絶は刑法により違法とされている。だからここで問題にしている「出生前診断」は、妊娠二十二週以前の胚または胎児に対してであり、一般市民が「赤ちゃん」としてイメージする、手足を突っ張ったりする胎児のことではない。二十二週では体長およそ三〇センチ、体重がおよそ五〇〇グラムで、大きめのラットくらいの大きさである。母体が感じる胎動はまだ始まっていない。

人工中絶が一般的に承認される以前から、母体への配慮や胎児が被る影響を考えて、医学的理由から選択的人工中絶は行われてきた。これは病院という一種の「密室」で、一般社会に知られないで実行されている間は、問題にならなかったが、医学の進歩により、中絶が許される時期に胎児の病気や障害の有無を検出することのできる、「出生前診断法」がいろいろ開発されて、この問題がクローズアップされてきた。

知識が普及し、誰でも手軽に出生前診断を求められ、それに基づいて妊娠を継続するかどうかを決定できるようになって、異論が出てきたのである。

その異論とは、「選択的中絶は、身障者が生まれるのを排除するもので、胎児の差別である」という議論である。差別はよくないという社会認識が一般化しているから、「胎児の差別を行うものだ」という意見が出ると、良心的な人ほど考え込んでしまう。

この議論は、無差別な妊娠中絶なら平等だから許されるが、選択的中絶は不平等だから認められない、という形で主に展開されている。

本当にそうだろうか？　以下この論理を検討する。

この説だと、多胎の減数手術や風疹にかかった妊婦の中絶は、胎児に差別をしないから認められるが、かりに減数の際に発育の悪い胎児を中絶したり（その方が手術ははるかに母体に危険が少ない）、風疹にかかっているが、超音波でよく検査したら心臓に異常がなく、妊娠を継続しても差し支えないと判断して、中絶を中止したりするのは、認められないということになる。

この平等、不平等という理論は一見もっともらしいが、多様な現実を無視した議論だということは、以上の例を見てもわかる。

それは胎児の人権や母体の保護を主張しているのではなく、「差別を容認してはならない」という社会の論理を、社会以前の胎児や胚や受精卵の世界に延長し、当てはめようとしているからである。

「身障者への差別である」という論者は多いが、それらの主張を調べてみると、胎児にはすべて人権があり、すべての中絶は殺人である、という前提に立って議論を組み立てているものは、ひとつもない。

胎児は何であるかという議論は避けて、それでいて、障害のある胎児＝障害者＝人間、という言葉の上での関連に安易に依拠して、「差別はいけない」という論理だけを子宮内の世界に延長している。

これは適用限界を超えて論理を適用するという、論理学における基本的間違いをおかしていると言える。

その結果、本来個人の判断により決められるべき問題（生むか、生まないか）に、ある集団の価値観（「あれは生んでもよいが、これは生んではいけない」あるいは「妊娠したらすべて生まなければいけない」）をもちこむ、という間違いをおかしている。

国家がそれを持ち込む場合には優生学として排撃するが、自分たちが集団として差別反対を主張するときには、それが許されるとするなら、論理の構造としてはどちらも同じことなのだ、と指摘しておかなければならない。それは「帝国主義国家の核実験は許せないが、社会主義国家の核実験は正当である」という論理と同じなのである。

だからもし本当に障害児の人権を主張するのであれば、すべての胎児の人権を主張し、人工中絶全体をきっぱりと否定しなければ、論理として一貫性がないと言えよう。

難波紘二：生と死のおきて．溪水社

【遺伝子の選択は、進化の原則】

親には生まれてくる子供を選択する権利はないのだろうか？　ないとすれば、それは生まれる前にはなくて、生まれてからは出てくるのだろうか？

親が子供の一人を里子に出したり、特定の子を養子にしたりする権利はどうして生まれるのか？

生まれた子供に対しては行使できる選択の権利が、妊娠中の子供にはなぜ行使できないのか？　もしそれが胎児の生命を奪うからだと言うのなら、すべての妊娠中絶がそれに該当するのではないか？

もしそれが胎児に対する差別だからだと言うのなら、妊娠中絶は生まれることのできなかった胎児に対して、差別ではないのか？

それが今社会に生きている身体障害者やその家族に対する差別につながると言うのなら、差別の原因を次の世代には、できるだけ除去しようという、親の個人的努力も許されないのか？

遺伝子病や先天性疾患の原因や成り立ちを解明し、治療法や予防法を解明しようとする医学的努力は、無益なのか？　われわれは、次世代や次々世代が享受するだろう利益を、あらかじめ拒絶すべきなのか？

人間は、遺伝子の盲目的で過酷な運命に、ただ従順に従うべきなのか？　もしそうなら、身体障害者に医学的治療をほどこすのは、矛盾していないか？

人間は一部の進化学者が言うように、遺伝子の単なる運び屋に留まるべきなのか？

これらの一連の疑問に、「差別反対論」は答えられないだろうと思う。

では、私ならどう答えるか。

上記の疑問に対する答えはすべてノーである。

遺伝子を操作して新しい遺伝子を作り出すことと、既存の遺伝子にネガティブ・フィードバックをかけることとは、まったく別の問題である。

遺伝子を選択するのは、生物進化の原理であり、それを自然的環境のもとで受動的に行うか、それとも社会環境のなかで能動的に行うかが、動物と人間の違いなのだ。子育てにかかわる文化をもたない動物では、生まれた子供は過酷な自然環境にもろにさらされる。だから動物は多数の子供を生まなければ、子孫が生き残れない。未開社会の人間は、多数の子供を産むが、生き残るのはわずかである。これに対して、高度な福祉環境を作り上げた社会では、人間はごく少数の子供を産めばよいのである。

個人が遺伝子を人為的に選択する仕組みは、人間の社会それ自体の中に、風俗や習慣あるいは文化として組み込まれている。血族結婚を認めない制度とか、順婚などの婚姻制度は、遺伝子の人為的選択につながるのである。

難波紘二：生と死のおきて．溪水社

それが可能であるかぎり、人間は意識的であれ、無意識的であれ、配偶者の選択、妊娠の回数の選択、分娩の回数の選択という形で、遺伝子の選択を行い、生まれた子供に関しては、親はその形質（つまり素質や才能）に対して教育や結婚相手の選択というかたちで操作を行い、その遺伝子をもつ個体が成功する確率を高めようとするのである。

ピルやコンドームによる避妊も、妊娠の選択を行っており、遺伝子を選択しているのである。世界的規模で見れば、避妊を実施している先進国の人口は増加率が低下し、避妊がほとんど行われていない発展途上国の人口は急激に増加している。人口が増加することは、その国民の遺伝子が増え、遺伝的多様性を増すことであり、減少することはその国民の総遺伝子が減り、遺伝的多様性が減少するということなのである。

また遺伝子病患者や身体障害者が自発的に行う避妊も、その個体の遺伝子を次の世代に残さないのだから、遺伝子の人為的選択を行っているのである。子供をつくらないという夫婦は、自分たちの遺伝子を残さないという選択を行っているのである。

だからカトリックでは今でも、荻野式避妊法以外の避妊は、自然に逆らうものとして禁止しているし、人工中絶はすべて殺人だとして禁止している。これは考え方としては筋が通っている。つまりカトリックの考え方は、遺伝子の選択それ自体に反対しているのではなく、性と生殖に人工的な要素（つまり動物に見られない要素）を導入することに反対しているのである。

なお荻野式避妊法とは、日本人医師荻野久作により開発された避妊法（一九二四）で、基礎体温の測定により排卵日をつきとめ、排卵後一週間の性交をさけることにより、妊娠を防ごうとする方法である。しかし実際には失敗する率が高く、避妊法としては欠陥がある。

二十世紀に入り、人類は性と生殖の過程を科学的に解明し、妊娠を自らの意志で調節し、出産を調節することができる状態に到達した。つまり人類は他の生物とは異なる進化の段階に入ったのである。この過程は一挙に実現したのではなく、不完全な避妊法や生まれた子供の間引きというような、悲惨さや残酷さを何とか避けようという、長い努力の果てに実現したものである。一〇〇％確実な避妊を実現するピルの発明が、原子爆弾の発明より革命的だと言われる理由は、そこにある。これにより人類は、遺伝子が次世代へ伝達される過程に、広範な影響を与える手段を入手したのである。

【着床前受精卵診断をどう評価するか】

出生前診断の技術は、かつての羊水中の浮遊細胞などを用いた染色体異常の解析の段階から、さらに進展し、今日では妊娠のごく初期に遺伝子レベルで診断することが可能になっている。受精卵が三回分裂すると8細胞期になるが、この時に一個の細胞を採取しても、残りの細胞だけで完全な胎児が発育することが知られている。着床前受精卵診断とは、そういう段階で行うことができる技術である。

試験管のなかで卵子と精子を混ぜ合わせ、受精卵が何回か分裂した段階で、細胞の一個を採取し、それについて遺伝子診断を行う。異常がない場合に卵（正確には胚）を子宮に植えるので、実際の操作は母胎にまったくと言ってよいほど危険がないし、「妊娠中絶」というイメージからもほど遠い。

これが着床前受精卵診断である。

わざわざこういう言葉を用いているのは、ふつうの医学用語ではこれは「妊娠」とは呼ばないからである。

難波紘二：生と死のおきて．溪水社

「妊娠」という言葉は、通常の医学用語では「受精卵が子宮に着床すること」と定義されている。着床は自然の場合には、受精後一週間目に起こる。また受精卵が、受精後二週間から七週くらいのあいだは、長軸が延び、主な臓器が作られはじめるが、まだヒトの外形をなしていないので、胎児とは呼ばず、胚あるいは胎子（Embryo）と呼んでいる。胎児（Fetus）と呼ばれるようになるのは、受精後八週以後である。着床前の受精卵（胚）は、妊娠以前の段階に相当する。しかしここでは受精をもって妊娠と定義しないと、胚胞期の卵や凍結保存された受精卵などの問題を、統一的に論じることができないので、以下そのように扱いたい。

なぜなら、もし着床前受精卵や凍結受精卵は妊娠でないから胎児でなく、避妊と同様に扱うことができ、従ってそれを選別することは「選択的妊娠中絶」に該当しないと言うのであれば、そもそも「出生前診断による選択的中絶は許されるか」という議論が成り立たないからである。

それはせいぜい「妊娠」として医学的に見なされる着床後に発生する、奇形などの重篤な障害をもつ胎児を中絶するのは、認められるかどうか、という議論にしかすぎず、それ以前に診断できる遺伝子の選択には「妊娠中絶」でないから、異を唱えないからである。

また女性の自己決定権としての「中絶の自由」を主張する権利は、試験管のなかで確認され、女性の合意のもとに子宮に移植された胚についてはどうなるのであろうか。途中で気が変わったら自分の意志だけで、中絶を許されるべきなのだろうか。自己決定権を絶対のものとする立場からは、中絶の自由があることになるだろう。

受精から着床までは一連の過程であり、ある時点までは「着床前受精卵」で、着床後は「妊娠」であるという医学用語の「言葉の使い分け」で、反対論者を論破するのは、知的に正直な方法とは言えないので、ここでは受精が成立した時点で「妊娠」と定義し、議論を続けるというのである。


選択的中絶に反対する立場の人は、避妊、未使用凍結受精卵の廃棄問題、妊娠中絶一般を含め、論理的にも、倫理的にも一貫した態度を明らかにすべきだろうと思う。避妊を認め、凍結受精卵の廃棄を認め、妊娠中絶一般を認め、選択的妊娠中絶だけに反対するのであれば、それを矛盾なく説明できる論理と倫理を示すべきであろう。

難波紘二：生と死のおきて．溪水社

たぶんそれは不可能であろうと思う。論理的に破綻するからだ。

事実それは破綻していて、ある「選択的中絶」反対論者は、子宮内の胎児を人工中絶する経費三〇万円に対して、「着床前受精卵診断」は、試験管内受精や細胞培養をともなうので、経費が二〇〇万円に達するという論理で、これを退けている。この論者は、生命の問題に経済学を持ち込むのが優生学なのだ、ということを知らないか、忘れているとしか思えない。新しい技術ほどコストが高く、それはやがて技術的進歩により急激に低下する。だから将来的にはこのような議論すら成り立たなくなるだろう。

学問的議論というのは、一貫した論理で行われるべきで、ある場面になると、別の論理や規準がもち出されるようでは、純粋に学問的な議論とは言えない。

あらかじめ獲得ないし達成したい目標があり、理論の方は、それに有利なように、その局面、局面で、必要なものを持ち出してきていると言ってよいだろう。そういうやり方を、当事者が意識しているかどうかには関係なく、一般には政治的議論と言う。つまり「差別反対論」に基づく選択的中絶反対論は政治的であると言えるだろう。

オーストラリアの生殖医療を取材した金城清子は、「受精卵の倫理的位置づけ」について、欧米には大別して三種の考え方があることを紹介している。ただし彼女が引用している文献では「moral status of embryo」となっていて、embryo が受精卵と訳されていることに注意する必要がある。これは着床が起こった後の胎子のことであり、受精後二週から七週までの発生段階を指している。だから厳密な意味での「受精卵」ではない。そこで以下の引用ではかっこで訂正を示す。

第一は、人間の生命は受精とともに発生し、受精卵（胎子）は人間になる潜在的可能性をもつので、人間と同様に扱わなければならない、とする立場。これはローマ法王庁の立場であり、敬虔なカトリック信者はこれをまもっている。

第二は、受精卵（胎子）を人間と同一とは考えないが、人間に発達していく可能性をもつものであるから、他の動物の生命と同様に扱ってはいけない、特別に尊重と敬意を払うべきだ、とするもの。これが多くのオーストラリア市民の立場である。

第三は、受精卵（胎子）は特別な存在ではなく、その実験・研究にあたっては、研究者としての一般的な倫理に反しない限り、学問の自由、研究の自由は認められるべきだ、というもの。これは多くの生物学者や医学者の意見である。

もちろんそれぞれの立場の中にさらに細かいニュアンスの相違があり、また中間的な立場をとる人もあることは否めないが、ごく大ざっぱに分けると、このようになるだろう。

ところで不思議なのは、日本の「差別反対論者」の主張は、以上のどれにも分類されない、ということである。つまり彼らは受精卵あるいは胎子の「倫理的位置づけ」について、明確な意見をもっていないのである。

【選択は個人の自由か】

法的に妊娠中絶が可能な時期に、出生前診断を行うことができるという先進国の現状がある。生むか生まないかの選択権が、完全に一組の夫婦に与えられているという現状がある。だから障害児を生むか生まないかの選択権（選択的中絶の権利）も、夫婦にあるのだ。それ以外のどこにもない。かりに禁止しても、実効性がまったくない。

例えば、ある病院で妊婦が診断だけを受け、胎児に重大な障害が発見されたとする。その病院ですぐに中絶を希望すれば、障害を理由とする中絶だとして、第三者（医師）が判定でき、手術を拒否できるが、その妊婦が、他の病院を受診し、そこで中絶を希望すれば、その医師は障害の有無を知らないために、中絶を実施できるのである。

実際にそういうことをした夫婦が幾組もある。一般的中絶を承認すれば、論理的に選択的中絶はそのなかに含まれる、というのはそういうことである。

「障害があるために生まれる機会が与えられない」と選択的中絶を批判する人たちは、「何の罪もないのに生存を否定される」（正常・異常を含む）妊娠中絶全体に目を向けるべきだろう。

妊娠中絶を否定しない限り、さらに避妊を否定しない限り、この問題は解決されないのだ。けれども人類は、もうその段階を通り過ぎてしまい、後戻りできないのだ。過去の世界は、性と生殖と遺伝子について無知な社会であり、多くの差別が存在する社会なのだ。この社会に戻るという選択は、ひとつの解決策でありえよう。確かに「障害児にも生まれる権利」は保証される。しかし、そういう過去の時代に戻りたいという選択を誰がするだろうか。

もうひとつの解決策は、生殖を完全に個人の自由から切り離し、社会のコントロール下に置くことだ。ハックスレーの小説『素晴らしき新世界』の世界である。社会を構成する各種団体の構成員比率に応じて、受精すべき精子と卵子を選別すれば、生殖における平等が実現できるだろう。それはまさにバイオの悪夢である。

そのような社会を誰が望むのだろうか。そのような悪夢を避けようとすると、性と生殖は、個人の自由の領域におくほかはないように思われる。つまり遺伝子を伝える自由と伝えない自由が個人に認められている以上、その個人がある遺伝子のセットは欲するが他のセットは欲しない、という選択をする自由を、拒否できないのである。

われわれにできることは、それが合理的であり、倫理的に正当であることを、要望することでしかない。そのためには遺伝学について、障害について、正確な知識を普及することである。しかしまた「偏見」のもち主は、しばしば自ら情報を求めず、正確な知識を入手する努力をしないことも、認識しておかなくてはならないだろう。

難波紘二：生と死のおきて．溪水社

実際に出生前診断を受けるか受けないかの選択権も、個人にある。診断を受けない人にとっては、子供の障害の有無は生まれるまでわからない。ただはっきりしていることは、親の選択があろうとなかろうと、生まれた以上障害児も人間であり、親は責任をもって育てなければいけないし、社会もそれを受け入れなければならないということである。生まれた障害児を殺すのは、殺人である。それを犯すくらいなら、出生前に診断を受け、受精卵がまだ人間の形をした胎児に発育する前に、決断した方がよいのである。

優生学の過ちは、特定の遺伝子や表現型質（つまり個人の特性）について、個人に代わって、集団や社会や国家が価値判断を行えると考えたこと、それに基づいて個人に倫理的および法的規範を強制できると考えたこと、そしてそれを実行したこと、そのすべてにある。

予防注射が次第に個人の選択制に移行しているように、現在行われている遺伝的スクリーニングは、すべて個人の選択制に移行すべきなのだ。

【優生学に対する歴史的誤解】

「人種」を絶対的なものと考え、「アーリア人」以外の民族を劣等と考え、それを絶滅することでドイツ民族の優秀性が維持できると考え、それを実行したのがナチスドイツである。この背景には、協力した医師や科学者がいて、優生学の成果が最大限に利用されたとされている。従って優生学はナチズムと結びついて、強く記憶されている。優生学と言えばナチスが利用したと多くの人が考えているが、これは誤解である。

二十世紀の初めに、優生学（Eugenics）を創りあげていった人たちは、実際には、およそ国家主義ともナチズムとも縁のない、民主的で、開明的な科学者や知識人たちであった。

まず「優生学」（一八八三）という言葉をつくったのは、ダーウィンの従兄弟フランシス・ゴルトンである。ダーウィンが獲得形質の遺伝を最後まで信じていたのに対して、彼は『遺伝的天才』（一八六九年に彼が書いた本）の研究から、才能は遺伝により伝わると考えていた。環境を変えても社会はよくならない。だから社会改良には、「血統」を改良しなくてはいけない、というのが彼の主張であったが、この優生学の基本的考え方は別に彼の独創ではなく、ダーウィン理論を社会改良に応用しようとした人たちが、一般的にもっていた。ゴルトンは、人体の各種測定値を統計的に処理し、意味を見いだすために、数学者のカール・ピアソンと共同して、「回帰分析」、「相関分析」の手法を開発した。彼がロンドン大学に寄付した「優生学実験」講座からは、ピアソンの息子のピアソン、フィッシャー、ネイマンという現代生物統計学を創りあげた学者たちが輩出した。

こういう背景があるから、英国でははやくから優生学が市民権をえていた。一九〇七年には「優生教育協会」が結成され、遺伝と遺伝病に関する知識の普及を開始している。一九一二年にロンドンで開かれた第一回世界優生学会が契機となり、フランスにもその年に優生学会がつくられている。ドイツではすでに「社会ダーウィン思想」の影響を受けて、「ドイツ民族衛生

難波紘二：生と死のおきて．溪水社

学会」が一九〇五年に結成されており、一九〇四年には世界最初の優生学専門雑誌も刊行されていた。このような動きは、当時の進歩的、良心的知識人に支持されており、むしろ反対を唱えたのは進化論を信じない宗教界であった。

優生学運動は、ソ連でもアメリカでも支持された。アメリカでは一九〇七年にインディアナ州で世界最初の「断種法」が成立し、施設に収容されている精神病患者の断種が合法化された。一九〇九年に成立したカリフォルニア州の断種法は、もっと過激で、精神病患者だけでなく、梅毒患者、性犯罪の累犯者にもこれを認めていた。ソ連は途中で「環境が人間を変える」というマルクス主義の教義と矛盾することに気づき、それを表向きに支持することはなくなったが、精神病者などへの強制的断種は行われた。

これらのことはナチスが権力を握る一九三三年以前に、広く世界中で行われていたことであり、ヒトラーの政権掌握後まもなく制定された「遺伝病子孫予防法」は、カリフォルニア州の断種法とその実績に学んだものだった。

結論から言うと、二十世紀の初めに優生学を唱え、その理想を実現することが人々の幸福につながる、と信じていた人たちの誰もが、ナチスのような利用がなされるとは、思ってもいなかったのである。結果として優生学の悪名をとどろかせたのはナチスの残虐行為であるが、優生学という学問自体が間違っていたのではない。学問とは個々の知識の体系化されたものであり、一般的に言ってそれ自体は価値に対して中性である。それをどう利用するかというところで、価値すなわち道徳的問題と接点をもつのである。

それは原子物理学の体系と、原子爆弾としての開発・利用の関係を、指摘すれば十分であろう。だから優生学の父と言えるゴルトンを、ヒトラーの犯罪のせいで、道徳的に罪があると見なすわけにはいかないのである。

一九一二年の第一回世界優生学会には、内務大臣だったウィンストン・チャーチルが、英国代表団の団長として出席している。ボーア戦争（一八九九―一九〇二）で英国の負け戦を取材したチャーチルは、英国人を「改良」することには興味があった。ゴルトンは一九一一年、第一次世界大戦がはじまる前に死去した。しかし彼が生きていたら、ワイマール体制崩壊後のナチズムの台頭に対して、闘っていただろうことは疑えない。チャーチルは英国首相として、ヒトラーの国家を倒すのに、連合国指導者のなかで、もっとも強靭な意志をもって闘った人物である。

日本の「国民優生法」（一九四〇年成立）は、ナチスドイツの法律を手本に作られたものであるが、それが一九四八年に「優生保護法」に変わる際に、「母体の生命健康を保護し、かつ不良な子孫の出生を防ぎ、もって文化国家の建設に寄与する」として、法案の設立を働きかけたのは、加藤シズエなど社会党の女性議員であった。

現在「優生学」という言葉には、血のりがべったりとこびりついている。それに原語のユージェニックス（Eugenics）の「ユー」には「正しい」、「優れた」、「真性の」という価値判断的意味がある。もっとも欧米では個人名にユージン、ウージェーヌ、オイゲンなど、この名前をもつ人は珍しくないのであるが。

価値判断が入る学問名は好ましくない。優生学が構想したものは、「応用遺伝学」の一部にほかならない。だから今日では優生学という名前を使う必要はないだろう。またその失敗は、政治的にその応用を実現しようとしたことにあり、当初の「教育活動」のみに、その社会的活動を限定していればよかったのである。

【なぜ反対があるのか】

出生前診断とそれにともなう選択的中絶の問題は、実際に障害児をもった親や障害者の場合には、非常に複雑な感情があることはよくわかる。

米国のある研究者は、子供のいない聾唖者同士の夫婦が、「出生前診断を受け、子供が聾唖者だとわかったら生むが、健常だとわかったら生まない」と答えたことを驚きとともに記している。そういう自由も出生前診断にはあるのだ、ということを強調しておきたい。この夫婦の場合のように、本当に障害児の方が人間として優れていると思う親は、選択的に障害児を生んだらよいのだ。

それがどのような集団であれ、それが社会の中の弱者で少数者である限り、その構成員は、多数派に対して疎外された感情を抱くし、自分たちが多数派になることを信条として望むのである。またその集団がより少数になり、絶滅してしまう可能性に対して、心理的抵抗を示すものなのだ。

そのような例は、身障者以外にも見られる。

広島の被爆者の中には、「ピカがもう一度落ちればよい。そしたらわしらの苦しみが他のものにもわかるだろう」という声もあった。

ハンセン病患者の中には、癩病が減少すればするほど、自分たちへの偏見が強くなると、考える人もいた。

予防接種の普及により天然痘が根絶されても、あばた顔の人がしばらくあちこちに見られた。あの人たちは何らかの理由で予防接種を受けなかった人なのだ。その心中を聞いたことはないが、やはり強い疎外感を感じていただろうと思う。

これらの個人に対しては、心から同情するが、だからといってこの人たちとの物理的差異をなくすることが、倫理的に正しい選択だとは思えない。

障害をもつ人たちの感情が、一部の人たちの主張するように、普遍的だとすれば、同じような意見が日本以外にもあるはずである。それはどうか。

難波紘二：生と死のおきて．溪水社

遺伝的疾患をもつ家族の中にも、進んで遺伝子診断を受けている人たちがいる。テイ・サックス病のリスクをもつ世界のアシュケナジ系ユダヤ人たちである。アシュケナジというのは東欧由来のユダヤ人であり、彼らにはこの病気が他の人にくらべ一〇〇倍も高率に発生する。それはこの遺伝子が、アシュケナジ系ユダヤ人では三〇人に一人という高率で存在するためである。

この病気は完全な神経を作るのに必要な酵素をつくる遺伝子に欠陥がある。常染色体の上にあり、父親と母親の欠陥遺伝子がそろわないと発病しない（常染色体性劣性遺伝）。両親が遺伝子の保因者であっても、生まれる子供の四人に一人しか発病しない。また配偶者の一人がこの遺伝子をもっていなければ、子供は保因者になるだけで、発病しない。しかし発病すれば、子供は五歳になるまでに悲惨な死をとげる。

アメリカのユダヤ人が中心になり、一九七〇年代に「テイ・サックス病撲滅計画」を推進した。世界のユダヤ人の約一〇〇万人が参加して、血液検査を受け、自分が保因者かどうか、遺伝子を判定してもらった。子供をつくる際に遺伝子診断を行い、この遺伝子をもたない胚を残せば、次の世代にはこの病気から縁を切ることができるからである。ホロコーストという優生学の害悪を身をもって経験した民族が、どうしてこれに賛成するのだろうか。それは優生学とは外からの強制であり、完全に自発的な個人の選択は、それとは異なると考えているからである。

その結果、一九八〇年代には米国のアシュケナジ系ユダヤ人における、テイ・サックス病の発症率は九〇％低下し、一般人の一〇倍のレベルにまで激減した。

地中海の沿岸地方には、「タラセミア（地中海性貧血）」という特殊な遺伝性貧血がある。鎌状貧血と同様に、単一遺伝子の異常により、赤血球の変形が生じ、破壊が昂進して、重い障害が出る。キプロス島にあるキプロス共和国の人口は七〇万人だが、実に一七％の人がこの遺伝子をもっている。この遺伝子がヘテロ（父由来の遺伝子と母由来の遺伝子が異なること）の場合は発症しないが、ランダムに婚姻が行われると、この遺伝子が二つそろう（ホモ接合の）確率は約三％であり、生まれる子供の一〇〇人中三人はタラセミアにかかる。

この国では、一九七七年以後、国を挙げてタラセミア撲滅運動に取り組み、出生前診断と患児の中絶、ヘテロの保因者同士の結婚の禁止という運動を展開した結果、一九八八年にはタラセミアの子供がゼロになった。タラセミアで難儀して早死にする子供は、もうキプロスにはいなくなったのである。なおキプロスの宗教はカトリックではなくギリシア正教である。

これは明らかに政策として遺伝学的知識の応用が行われた結果であり、「優生学」にほかならない。しかし貧しい独立国キプロスが、保険医療上の過大な負担をこのように解決したことを、責められるだろうか？

この病気のもうひとつの高率発生地帯である、カトリック教徒の多い、イタリアのサルジニア島でも、同じような試みが行われ、二十年間に患児の出生率は二五〇人に一人から、わずか一、二〇〇人に一人と激減している。

ヨーロッパでは「先天的障害をもつ胎児」の人工中絶が、個人の権利として認められている。

出生前診断を夫婦が選択した結果、ダウン症の出生率は五〇％に低下したという。また米国では、医師が検査を勧めないでダウン症の子どもが生まれた場合、訴訟となり敗訴するという判例があいつぎ、ほぼ一〇〇％出生前診断が行われ、ダウン症の子どもはほとんど生まれなくなっている。

難波紘二：生と死のおきて．溪水社

もちろん米国でも、黒人を対象に行われた七〇年代の「鎌状貧血スクリーニング」運動のように、かえって保因者の社会的差別を助長した悲惨な例もある。皮肉なことにこの運動に協力したのは、「ブラックパンサー」のような黒人の社会的地位の向上を目指す団体や黒人の指導者たちや黒人に理解のある白人の議員たちだった。この失敗は、さまざまに総括されているが、対象となる黒人たちに対して、病気の性質と保因者であることの意味について十分な啓蒙活動が行われず、また社会に対しても啓蒙活動が決定的に不足していた、という点が大きいようだ。

その意味では、「出生前診断は、差別を助長する可能性がある」という、日本の障害者団体の指摘も間違ってはいない。黒人に対する「偏見と差別意識」は、現在もアメリカにあり、それが保因者＝劣等という短絡した考え方により、現実の差別（パイロットなどの不適格、保険会社の加入拒否など）を生み出したからだ。しかしこれらはいずれも本人あるいは周囲の無知の産物であり、そのような無知こそが、差別を生み出したのである。障害に対する社会の無知が存続する限り、差別が助長される恐れはある。だからその無知をなくすことが、何よりも重要なのである。

私はいつの日か、アメリカでもアフリカでも、鎌状貧血の保因者である黒人が、自発的に検査を受け、生まれる子供を選別するのが当たり前になる時代が、来るだろうと思っている。

このように他の国々を見てみると、障害者団体やその親が、遺伝子診断に反対するというケースはなく、日本だけがいかにも特殊であるのは、明らかのように思われる。

しかし、ある信頼できる推計によると、日本でも現在では親の選択により、ダウン症の胎児の一〇％は中絶されているようである。


出生前診断が広く行われ、選択的中絶を個人が選ぶとしても、それによる遺伝子病や障害者の減少は、現在の時点では、わずかでしかないだろう。テイ・サックス病やタラセミアのような単一遺伝子病は、すべての疾患の三％位しかないと言われている。多くの遺伝子病は、もっと多くの遺伝子が関与しており、集団からその遺伝子を除去することはできない。せいぜい自分の子供に病気としてあらわれるのを防ぐだけだ。

しかしそれに関心をもった個人は、遺伝子や遺伝病、障害発生の機構について、自発的に勉強することにより認識を深め、むしろ大多数の障害児の発生は家系や遺伝子の問題ではなく、胎内環境によることを理解し、身障者に対する理解を深めることに通じるだろう。

難波紘二：生と死のおきて．溪水社

けれども、遺伝学がもっと進歩する将来には、親が髪の色や皮膚の色や知能で、子どもを選択する時代が恐らく来るだろう。それを拒否する論理は、たぶん構築できないと思われるが、このような方向への動きをはっきりととらえ、人間の生と死について、より根本的な議論を行う方が、実りが多いと思う。

【差別はなぜ生まれたか】

遺伝子の選択が親という個体により行われる限り、人類の遺伝子が、一定の選択圧を受けるのは、やむえないだろう。それがどちら向きの選択圧になるかは、個人の価値観により異なる。

遺伝子の選択は人間の場合には、社会的条件によっても生じている。日本人は子供を産まなくなり、日本人の遺伝子の多様性は、急速に減少している。それがとてつもなく大きな社会的問題（年金や医療のシステムの崩壊、若年労働者の不足、外国からの移民の増加など）をもたらすとしても、出産を強制するわけにはいかない。

世界的には、富裕国や富裕層の遺伝子は多様性を失い、発展途上国の遺伝子は多様性を増している。しかし個人がその時点で行う選択が、長期的に見てその集団にとって最良のものであるかどうかは、誰にも予測できないのだ。人間はまだ神になりきっていないのである。

むしろ危惧すべきは、それが国家の規範として、個人に要望されたり、要求されたりする場合であろう。これは危険であり、あってはならない。

個人が遺伝子を選別することは、優生学につながり、極端に言えば、ナチス優生学が再現されるという議論がある。それは人間の歴史や社会的行動についての無理解の上に立つ議論だと思う。優生学は外的強制であり、個人の自由意志による選別とはまったく異なるのだ。

個人がより優れた子孫を残そうとするのは、生物にそなわった本性であり、人間の行動もそれに規定されている。より優位な社会・経済的地位にある人や頭脳の優れた人と婚姻を結び、より優れた子孫を残そうという思想はどの社会にもある。そのために社交界が作られているところもある。獲得形質は遺伝しないから、優れた形質を安定的に残そうとすると、婚姻による子孫形成しかないのである。

子供の教育を通じて、親が願うことは、親よりもより優れた存在になってほしいということだ。だから日本の大学進学率は急速に高くなったのである。

ここで「優れた」という言葉の意味について誤解のないように、述べておきたい。何をもって「優れた」とするかは、個人（親）の価値観により決まるもので、社会的コンセンサスはない。社会的コンセンサスがあると自分で想定し、仮想されたコンセンサスに個人の価値観を合わせるのも、また個人の自由なのである。

遺伝学が未発達な段階では、遺伝子自体の選別ができないので、身分や社会的地位や国籍や宗教などに基づき、各自が好ましいと思う形質を選ぶという形で、選別を行っていたのである。

ここから部落差別などの身分差別や人種差別など、多くの差別問題が生じたのである。また、癩病（ハンセン病）や結核や梅毒や精神病などが、遺伝的な疾患として差別されることもあった。

これらの差別は、遺伝学的知識の発展と普及によりやっと解消の方向に向かったのである。確かに無知もあったが、背景には優れた子孫を残したいという人間の欲望があったことは、疑えない。

しかもその欲望は、生物学的存在としての人間にとって基本的に健全なものなのである。この点で人類が変わることはないだろう。それは二十万年前から人間に存在してきた感情であり、今後も人間の基本的な感情として持続するだろう。

これを認めないと社会はタテマエとホンネという二重の物差しをもつことになる。タテマエで、この欲望を禁止すれば、遺伝子による子供の選別を必要とする親は、外国に出かけてでもそれを行うだろう。

配偶者を選ぶ過程は、煎じ詰めれば一種の選別であり、差別の一種である。遺伝子の選択はその段階ですでに行われている。選別を禁止しても、こっそりと結婚相手の調査を探偵社に依頼する人はなくならない。

差別は隠微になるだけなのである。

より良い配偶者を個人が選ぶのは当然なのであり、それが生物の姿である。遺伝子に直接関与できる段階になった時点で、個人が遺伝子の選別を行うのは避けがたい。それは個人間の競争の一部なのである。

民主主義社会では、この個人間の競争が個人の自由な選択として行われる。優生学の失敗は、個人を抜きにして、国家や社会や学会が遺伝子の良否を判断できるとしたところにある。個人選択の領域に、国家も団体も（かりに身障者団体であれ、精神病患者の団体であれ）、介入してはいけないのである。またその選択の結果に、社会は異を唱えてはいけないのである。

「生むのは勝手だが、それに伴う費用を社会は負担しませんよ」というのは、貧乏を個人的責任とし、社会的扶助を拒否する論理と同じなのである。

【遺伝的知識の応用はどうしたらよいのか】

ある種の遺伝的疾患では、受胎以前に夫婦のリスクがすでに明らかである。

例えば夫婦の片方がハンチントン舞踏病遺伝子をもっている場合、これは優性遺伝するので、生まれてくる子供の二人に一人は、この遺伝子をもっていて、その子が中年まで生きると発病し、知能の崩壊と身体の自由を失い悲惨な状態になる。

だから子供をつくらないという選択肢もあるが、健全な子供なら生みたいと思う夫婦も多い。実際この夫婦は五〇％の確率で、健常児を受胎できるのである。受精卵の遺伝子診断をすれば、

難波紘二：生と死のおきて．溪水社

問題の遺伝子をもったものは、すぐに判定できる。そしてハンチントン病遺伝子のない子供を産む選択をした夫婦は、自分たちの子孫はもはや誰もこの病気に対する恐怖を抱きながら生きていく必要はないのだ、と安心することができる。

それはその夫婦の選択である。夫婦は、まず自分たちの利益のために選択を行うべきなのである。もちろんそれ以外の選択もあろう。例えば四〇歳までは発病しないのだから、かりに遺伝子をもった子供でも生もう、という選択である。しかしどちらの場合であれ、その選択は社会が強制すべき問題ではない。

一般に生まれた子供の余命が短いとき、遺伝子選択についてのリスク集団の意見は一致し、発病までの期間が長いと、意見は分かれる傾向にあるが、それこそが個人の価値観の相違なのである。

遺伝的知識とその応用は、そのように行われるべきである。そして個人の選択の積み重ねの結果として、病気や障害のある人を少なくする方向に、徐々に進むべきなのだ。

遺伝にかかわる生物学的知識の利用それ自体は、人類が一万年くらい前からすでに行ってきたことである。

野生状態から、動物でも植物でも、選別や交配を繰り返して、栽培植物や家畜をつくり出し、利用してきた。人間でもそれを応用して、家系を強め、民族を強めるということが行われてきた。恐らく意図的に新しい民族をつくり出そうという試みは、ヘレニズム文化を世界文化として広めようとした、アレキサンダー大王の婚姻政策までさかのぼることができるだろう。ヨーロッパの王家は、ハプスブルグ家にしろ、ロマノフ家にしろ、王族同士の婚姻を通じて、高貴な血（ブルー・ブラッド）が希釈されないように注意してきた。

それぞれの文化に見られる婚姻にかかわるしきたりやタブーには、医学・生物学的に見て、合理的な意味があることは、レヴィ＝ストロースらの構造主義人類学が明らかにしたことではなかったか。

【ダウン症の子をもつ親のホンネ】

先天異常のうちで最も多いのがダウン症（トリソミー21）で、千人に一人、生まれるとされている。ダウン症は、卵子の段階で突然変異が起こり、21番目の染色体が過剰になる（正常では対になっている染色体が三個になっている）ために生じるもので、遺伝性の疾患ではない。だから「ダウン症の遺伝子」をなくすることはできない。

ダウン症は日本に一番多い先天異常である、またそれは遺伝しない。このふたつの理由によって、ダウン症の子供をもつ親たちには、障害児を生まないための選択的妊娠中絶が、「障害者に対する差別である」として、これに反対する動機が一番強いはずである。事実ダウン症の親たちの会による選択的妊娠中絶反対の声は大きい。

難波紘二：生と死のおきて．溪水社

ところがその親たちも、個人レベルでは、多くが障害児を生まないために出生前診断を受けており、障害をもつ胎児の中絶は身障者に対する差別ではない、と考えているというデータがある。

「京都ダウン症児を育てる親の会（トライアングル）」が一九九六年六月に行ったダウン症の子供をもつ親一四一人に対するアンケートの結果がそうだ（http://web. kyoto-inet. or. jp/people/angle-3/enquete-index-j. html）。それを見てみよう。

まずダウン症の子供を産んだ親が、妊娠中に出生前診断について産婦人科医から情報を与えられたかどうか、という質問に対する回答では、

聞いた　10％
聞いていない　84％
訊ねた　6％

となっており、ほとんどの人（八四％）は出生前診断についてまったく知らないで、ダウン症の子供を生んだということがわかる。

出生前診断について知識があり、医師に尋ねたというのが六％しかいない、という状況は、もっともありふれた先天異常であるダウン症についての知識が、ほとんど普及していないということを示している。

それではダウン症の子供をもった親はつぎの子を産むだろうか？

というのはダウン症の子供の親は子供の将来が一番の心配で、世話してくれる妹や弟をもちたいと願っている人が多いと、一般に言われているからである。

ダウン症の子供をもつ親一四一人のうちで、つぎの子供を妊娠した人は五二人（三七％）となっている。

つまり六三％の人はダウン症の子供をひとりだけもっている。今日、日本人の夫婦はひとりっ子の家庭が多くなっているから、この数字だけから結論を出すのは危険だが、多くの親は、リスクが怖くて、次の妊娠をさけている様子がうかがえる。

この五二人は、出生前診断について、どういう態度をとるだろうか？

最初の子がダウン症であった夫婦の場合、ダウン症の発生率は一般人の場合の千分の一に比べ、五十分の一と二十倍ほど高くなる。つぎの子供を妊娠した五二人が、「ダウン症は好ましくないものではない」と考えていたとしたら、この人たちが出生前診断を受けることはありえない。

ところが、この五二人が分娩に先立ち出生前診断を受けたかどうかという点について、アンケート結果は以下のようになっている。

受けた　37名（71％）

受けなかった　15名（29％）

難波紘二：生と死のおきて．溪水社

つまりを子供をつくると決めた人の三人に二人は出生前診断を受けたという結果が出ている。受けなかった人でも「障害児でも生む」という積極的信念があってそうした人は、ほとんどいなくて、「検査が面倒だ」とか「子どもは生まれてみるまでわからない」というような消極的態度の人が多い。

最後に、「障害をもつ子の中絶は、障害者に対する差別だと思うか」という設問（これは中絶可能な時期の胎児を「障害をもつ子」と表現するなど、誘導的アンケートだと思うが「親の会」が行ったものなので、仕方がない）についての回答はどうだろうか。

「差別だと思う」という意見は、

母集団の141名　51％
二度目の妊娠をした52名　48％
うち出生前診断を受けた37人　38％

となっていて、母集団ではかろうじて過半数を占めているが、二度目の妊娠をした人、出生前診断を受けた人と積極的な行動をする集団になると、半数以下になっている。

このアンケートでは、「いちがいにはいえない」、「差別ではない」という意見もあるが、その数値はあげてないので、実数は不明である。ただ出生前診断を受けた三七人では、この両者を併せるとほとんど半数近くになることが、ホームページに掲載されている円グラフから読みとれる。

このアンケートは、「京都ダウン症児を育てる親の会（トライアングル）」という、出生前診断と選択的中絶反対の運動を展開している団体が行ったものであるから、その主張を支持するデータが集まってもちっとも不思議ではない。

しかしアンケート結果が示しているのは、実際に日本でも、ダウン症の子供をもつ親の七割が二度目の妊娠に際して、出生前診断を受けているという事実である。もちろん出生前診断は、「障害児であれば選択的中絶を行う」という前提のもとに行われるものである。ダウン症の子供をもつ親がつぎの子供をつくれば、五〇組に一人はまたダウン症の子供が産まれるはずである。しかし日本にダウン症の子供を二人生んだという報告例はないから、異常児であれば実際に中絶が行われていると考えられる。

このように、人が「何を言っているか」（タテマエ）ではなくて、「何をやっているか」（ホンネ）で、見ていった場合、ダウン症児をもつ親も、障害のない子供が欲しいと思っており、そのために行動をする人は、多くが出生前診断を受けており、選択的妊娠中絶が「障害者に対する差別」だとは思っていない、ということが明らかになる。

つまり生んでしまった親は、差別反対論を唱えるが、ホンネではダウン症の子供を生みたくないのである。

難波紘二：生と死のおきて．溪水社

そしてそれが親として自然な姿であると思う。私はそれを「身勝手」として非難する気にはなれない。

ところが「障害児の中絶は身障者に対する差別である」という、一見強力な説得力のあるレトリックがあるから、親自身がそのレトリックに絡みとられている。それが出生前診断を受けた人の三人に一人が、「障害をもつ子の中絶は身障者に対する差別だ」という矛盾した意見を表明している理由だと思われる。つまりこの人たちは、自分の行為が身障者に対する差別だと知りながら、それを行っているのだから、罪の意識があり、心理的には気の毒な状態におかれている。

「差別反対」のレトリックの誤謬は、社会的差別反対という当然の論理を、社会以前の、人間以前の、子宮内や試験管内の世界にまで広げている点にあることは、すでに指摘した。

これは出来上がった人間から出発すれば、どこまで上流に行っても人間として見えるし、精子と卵子という二つの細胞から出発すれば、どこまで下流に下って行っても単なる生物としか見えない、という人間誕生のパラドックスに無自覚なために生じたものである。このようなパラドックスは、「人間」とか「細胞」という日常言語の使用にともなう固有の問題であることは、記号論理学者のウィトゲンシュタインがすでに明らかにしている。

ダウン症は先天異常のなかでは、もっとも多いものであり、しかもそれは遺伝性ではない。だからその親たちは、障害は次の世代に伝達されないことを知っており、出生前診断により遺伝子の伝達を遮断するというメリットと無関係である。このため、「障害児の中絶は身障者に対する差別である」という主張を、もっとも受け入れやすい最大の障害者関連集団である。

しかし実際には、アンケート結果を見ると、この病気の子供をもつ家族の半数しかその主張を支持していない。また二度目に妊娠した人の七割は選択的中絶を可能にする出生前診断を受けている。

だからこの集団でさえも、指導者の主張と構成員の意見との間には乖離がある。

では、出生前診断と選択的中絶により、次世代に健常な子供を確実に残せる遺伝性疾患の場合はどうか。

その代表としてまず筋ジストロフィーを見てみよう。この患者のほとんどは出生前診断に反対だが、なかにはつぎのような意見もある。

「受ける受けないの判断は、カップルの価値観であると思います。その人たちの倫理観で『よし』と決めるのであればいいと思うのです。こんなことを言えば反感を持つ人があるかも知れませんが、科学の世界に神を持ち込むことは避けるべきだと思います。神のなすがままと言うのであれば、極端な話、治療をすることだって、神のなされることに逆らうことにならないでしょうか。別に反対する人を批判するつもりはありません。ただ私としては、選択肢の一つとして、個人の自由を尊重する上でも、あるべきだと思います。ただ絶対に強要や強制があってはなりません。」（北海道筋ジストロフィー協会 http://www.aurora-net.or.jp/dns01949/kin-sindan.htm）

同じホームページには、別の患者の意見が載っており、そのなかで、「すでに第一子が筋ジス児を持つお母さんは、『受精卵診断によって、どうしても元気な赤ちゃんを産みたい』と、涙声で訴えてました。」

という事実も紹介されている。

つまり患者自身は自分の存在が脅かされるから選択的中絶に反対でも、その親は遺伝子診断による出生前診断を熱望している例がある、ということを承知しておく必要があろう。

【過剰な身勝手主義を排す】

出産の丸ごとの調節は許されて、選択的な調節は許されないという論理には、基本的に無理がある。

どちらを選ぶのも個人の自由だと考えるべきなのだ。身障者団体がそれに反対するのは、たまたま自分がそういう子供をもっていたり、自分がそうであったりするからだろう。つまり自分たちが非難されることを恐れるからだろう。自分の生存を否定されたような気持ちになるからだろう。

社会はそのような批判をしてはいけないし、身障者にはそのような子供を産む自由があると考えるべきなのだ。またかりに身障者やその親が、「差別反対」という表向きの主張にもかかわらず、自分の子供には健常者を望むという選択をしたとしても、それを身勝手だと非難してはいけない。つまり問題は完全に個人的なものだ。

このように見てくると、身障者団体の指導者が、自己正当化のあまり、「身障者にも生まれる権利がある」と主張して、選択的中絶反対論を政治的主張として唱えている、という構図が浮かび上がってくる。「政治的」というのは、一部の人の利益のために、他人の自由を法的に規制しようとしているからである。その理由は、「他人が選択的中絶を行うことは、自分たちが不利になる」というものである。

これは身勝手な主張である。なぜなら、なるほど不利になることは可能性としてはあるが、実際に証明されていないからである。自分に不利になる可能性が存在することを理由に、他人の行動を規制することが正当化されるならば、十分に強力でさえあれば、どのような主張でも政治的に実現できるだろう。逆に言えば、身障者が存在するための社会的負担に限度があることを理由に、すべての人に遺伝子検査を義務づけることも可能なのである。

市民的自由の問題をとことん考え抜いた、ジョン・スチュアート・ミルは、つぎのように述べている。

「人は自分自身に関係することなら、自分が好きなように行動すべきである。だが他人にか

難波紘二：生と死のおきて．溪水社

わって行動する場合には、相手の問題は自分自身の問題であるという口実のもとに、彼が好むように自由に行動してはいけない」（「自由論」）

つまり自由の本質は、個人が自分自身に関係することについては、国家や社会による制限を受けないで、自分の好みや判断に基づいて、自分で決定できる、という点にある。いわゆる「自己決定権」もそこから出ている。自己決定権を否定し、他人の自由を制約するというのは大変なことで、それには慎重な理由づけが必要なのである。

ミルは当時米国で行われていた「禁酒運動」について、禁酒協会幹事のつぎのような見解を問題としている。

「他のすべての個人に、あらゆる点で、自分が行動すべきであるとまったく同じように行動させるのは、各個人の絶対的な社会的権利である」

つまり自分は飲酒が社会的に悪だと考えるから、それを禁止するように、法律の制定を要求する権利がある（実際にこれより一〇〇年ほど後に、米国では禁酒法が制定された）。

これに対してミルはつぎのように反論している。

「このような怪奇きわまる原則は、自由に対する個別のどのような干渉よりも、はるかに危険である。（中略）自分が有害とみなす意見が誰かの口から発せられるやいなや、その意見は自分にある社会的権利のすべてを侵害することになる。だからこの原則は、自己の意見を公表せず、密かに心中に抱く場合を例外として、どのような自由な権利をも認めない」

まさにこれが実現したのが、戦前の「治安維持法」による統制社会である。同じことは旧ソ連を初め社会主義国家でも起こった。あれは国家がやったから悪いので、民間の団体がやるのなら許される、という論理があるとしたら、まさにそれは「自由のはき違え」なのである。

資本主義の国家や天皇制の国家が、私有財産の否定や天皇制の廃止を目的とする団体の結成を禁止したり、その活動に制限を加えるのは、それがきちんとした立法に基づく限り、違法でも何でもない。社会主義国で、自由主義市場経済の復活を目的とする活動が禁止されたのと同じことである。

しばしば優生学と等値なものとして引き合いに出される、「治安維持法」の最大の問題点は、立法それ自体にではなく、昭和三（一九二八）年に行われた改正により、「結社の目的遂行のためにする行為をなしたる者」も処罰できるという条項が盛りこまれたことにある。これにより共産党の党員でなくても、知らないで依頼されて、何かを行った場合でも、取締当局の一存で自由に摘発できるという、恐るべき検察国家が生まれることになったのである。単に政府に批判的な言辞でさえも、それが社会不安を助長し、「共産党の目的に役立つ」と判断されれば、弾圧することが可能となった。かくして、ミルの言うように、わずかに「良心の自由」を除いては、一切の民主的な言論が封殺されてしまうという「暗黒の時代」が生まれたのである。

これはまさに、昭和の初めの法務省関係者が、「他のすべての個人に、あらゆる点で、自分が行動すべきであるとまったく同じように行動させる」ことを、自分たちの神聖な義務であると、考えた結果にほかならない。

「選択的中絶禁止」を、国家の力を借りて法律で実現しようとするのなら、やり方自体はかつての優生学の方法や「治安維持法」改正の思想と同じなのである。それを正当化しているのは「自分たちは正しい」という認識だけである。しかしナチスだって「自分たちは正しい」と思っていたのであり、「主観的正当性」は客観的正当性の証明にも、それを担保するものにも、ならないのである。「自分が正しいと思うことを、他人に強制してはいけない」というのが、自由論の本質なのである。ついでに言うと、ミルのこの主張は、キリスト教の独善的倫理原理「貴方がして欲しいと思うことを、他人にもしてあげなさい」に対する痛烈な批判でもあった。

このような過剰な身勝手主義は、出生前診断反対論だけでなく、日本の市民運動の中にしばしば潜んでいて、当事者にはまったく認識されていないことが多いが、それについてはここではふれない。

前述のアンケート結果は、「差別反対」運動をする人にとっては不都合なので、あまり宣伝されていないのかもしれない。

（一般に、アンケートの結果は、設問の仕方により答えが変わるから、かりに選択的中絶推進団体がやれば、「差別だ」という意見は圧倒的少数派になるだろう。）

何よりも、このアンケート結果を見て驚いたのは、結局日本のダウン症の最大の問題は、

「親の無知」にあると知ったことである。これをあまり責めるとダウン症の子供をもつ親の面子が失われ、感情的反発が生まれるから、これ以上は述べないが、世の産婦人科医はもっと積極的に啓蒙活動をすべきだと思う。

日本人の合計特殊出生率は現在、一・三くらいに落ちていて、産業の破滅を防ぐために、毎年六〇万人の移民を受け入れるように国連から勧告されているくらいだから、せめて産まれる子が健常である率を高める努力をすべきだろう。

さて、本来は選択的中絶や着床前受精卵診断の問題には簡単にふれるつもりだったが、思わず深入りをした。

それは、これまで「障害児をもつ親は普通の親とは考え方が違う」（これもよく考えれば「逆差別」なのだが）という意見を聞かされる機会があり、「どうして普通の考え方とは違う考え方をもつのだろう？」と疑問をもつようになり、その答えを模索することになったからである。障害児をもつ親のアンケート結果などを見て、その疑問は氷解した。結局のところ、「差別論」は、障害者団体の一部の指導者の意見にしかすぎないのである。

このように見てくると、日本の「出生前診断」差別論には、イデオロギーはあっても、確固とした論理がなく、情緒的で、永続性があるとは思えない。

だから日本も欧米先進国と同じように、出生前診断と選択的妊娠中絶を認める方向に行くし、胎児の障害を理由として中絶を認める「胎児条項」の採用に行くだろうと思う（これはこのアンケート結果を見れば推定できる。反対論は先細りになるだろう）が、なし崩しに欧米をまねるのではなく、どこからが人間か、差別とは何か、個人の自由とは何か、といった基本的議論をしてほしいと思う。

根本のところの議論をしないから、各論ごとに同じ問題を場面を変えて繰り返し、いたずらに意志決定に時間がかかり、日本はいつまでたっても変わらない、ということになる。それでは困る。

先進国のなかで日本社会にだけ見られる、障害者団体などの「身障者差別論」による「出生前診断反対論」について、米本昌平はこう述べている。

「これらの諸技術に対して、人間そのものを操作するものではないかと危惧する感覚は、きわめて健全なものである。しかしこの文明が続くかぎり、世代交代も続くのであり、生死に関するさまざまな技術への態度決定も、永遠に問われることになる。このような場で、ナチだヒトラーだという政治的警句を投げつけるだけというやり方は、そろそろ通用しなくなってきており、本当の意味で長期に耐える問題の整理に手をつけるべきだ」（『バイオエシックス』）

私も基本的に賛成である。そこでつぎに、私の意見を具体的に述べる。

難波紘二：生と死のおきて．溪水社

【私ならこう考える】

問題は、「出生前診断により胎児に重篤な障害があった場合に、貴方ならどうするか」、という問に答えることである。

すでに述べたことから明らかなように、この問題には個人的に答えるしかない。しかし著者の立場を明らかにしないで、一般論で議論するのは許されないように思う。たぶん読者はこの問を、著者に突きつけるはずである。

私はもう子供をつくる年齢でないから、この問題について、私が実際にはしないであろう選択を、自分の回答として述べても、論理が破綻するという場面には遭遇しないだろう。しかしそのような選択は、知的正直とはほど遠くなるだろう。

そこで、私が述べることのできる選択とは、私の場合は、できるだけ早く中絶することを選ぶというものである。

障害自体は必ずしも遺伝するわけでなく、誰もそういう不利な遺伝子を数個は必ずもっていることを承知しているが、明らかに生存に不利で、親の生活にも負担がかかることを承知して、子供を産むわけにはいかない。

私は、受精と発生および妊娠・胎児について、つぎのように理解している。

受精卵は誕生の時点では単なる生物にすぎず、発生の初期には、意識もなく、自己意識も思考能力もない。

脳（中枢神経）が発達して、初めて胎児は音を聞き、光を感じ、刺激に応じて手足を動かすようになる（胎動）。この時期がおよそ妊娠中絶が禁止される時期である（妊娠二十週頃）。つまり脳が形成されていない段階、あるいは脳が機能していない段階の胎児は、「人間」という言葉で、われわれが普通理解している人間とは認められない。従って妊娠の一定期間までに中絶することは、殺人にあたらない。それは夫婦がみずから判断して決めるべきことであり、女性だけしか決定者がいない場合（レイプなど）は、本人が決めることである。従って凍結受精卵の廃棄や着床前受精卵を廃棄することは、殺人にはならない。

難波紘二：生と死のおきて．溪水社

このことを、自分が発生途上の胎児であると仮定して、主観的に表現するとこうなる。

始まりと終わりは、薄暗いというのが私の基本認識である。自分は暗黒の中から徐々に形成されてきて、やがてぼんやりと意識と記憶をもつようになり、それがだんだんと明瞭になって人間になった。その私は、突然死がなければやがて老化して、徐々に外界とのつながりを失い、記憶を失い、人格を失い、意識を失い、心臓が停止し、人為的に遺体を処理されなければ、徐々に肉体が崩壊し、細胞が死滅し、やがてＤＮＡも分解し、分子から原子にまで還元される。自分でもどこが始まりで、どこが終わりかは判然としない。

強いて言えば、意識が生まれ、人格が持続し、意識が永遠に失われるまでが自分の人生だと思う。

だから音を聞き、光を感じ、刺激に反応する段階の胎児を中絶することは、脳が生きている、意識のある存在（胎児は夢も見ている）を抹殺することであり、それは殺人なのである。私が、その段階の胎児であり、中絶されそうになったら、「痛い、怖い、やめて」と叫ぶに違いない。

このような認識が決して「理系人間」の独断と偏見ではない証拠に、十一世紀宋の詩人、蘇東坡による「九想詩」を挙げよう。

蘇東坡は死体が分解していく過程を、九段階に分類し、その特徴をつぎのように述べている。

第一「新死」相。「平生の顔色は　病中に衰え　芳体眠るがごとし」

第二「膨脹」相。「既に七日を経て　かたちわずかに存す。紅顔は暗変して花麗を失う。玄髪（黒髪）まず衰えて　草根にまとわる。六腑爛壊して　棺郭に余る。四肢硬直して郊原に臥す」

第三「血塗」相。「骨砕け筋壊れて北郡にあり。腐皮ことごとく解け、青黛の貌　膿血たちまち流れ　爛壊の腸」

第四「膨乱」相。「白蠕（うじ）身中に多くして蠢々たり。青蠅は肉上に幾営々。凮は臭気を伝えること二三里」

第五「青瘀」相。「顔色ついに消えて　筋節連なる。余肉は半ば青し　春草の上。残皮空しくうるむ晩風の前。秋霖の洗う処　骨ようやく露わる」
第六「敢食」相。「朝に膨脹、爛壊のかたちを看　夕べに虎狼敢食の音を聴く。貪烏群衆す棄捐の林」
第七「骨連」相。「一基いまだ建たずして　爛壊つきぬ。五体連なりてこの身を残す。昔これ朝廷紅顔の士　今はすなわち郊原白骨の人」
第八「骨散」相。「粛疎たる蔓草　ついに骨に纏わる　爪髪分離して野外にみつ　頭顱腐敗して叢端に在り」
第九「古墳」相。「名は留めてかたちは無し松丘の下　骨は化して灰となる草沢の中」

難波紘二：生と死のおきて．溪水社

このように死後変化が、心停止直後からはじまって、腐敗過程が進行し、白骨となり、さらに骨も分解して、土に還っていくまで、見事に描写されている。このような認識は日本の空海にもあり、やはり「九想詩」を残している。図5に第二段階の「膨脹相」を示した。十三世紀の原画の模写である。

受精卵それ自体や妊娠初期の胚が人間ではないことを認めないと、一切の中絶は殺人になってしまう。これは、人生の終わりに出現する脳死問題とも関連するが、ここではそれにはふれない。

問題は中絶可能な時期の線引きで、これは本来灰色のゾーンで、医学的知識や医療技術の発

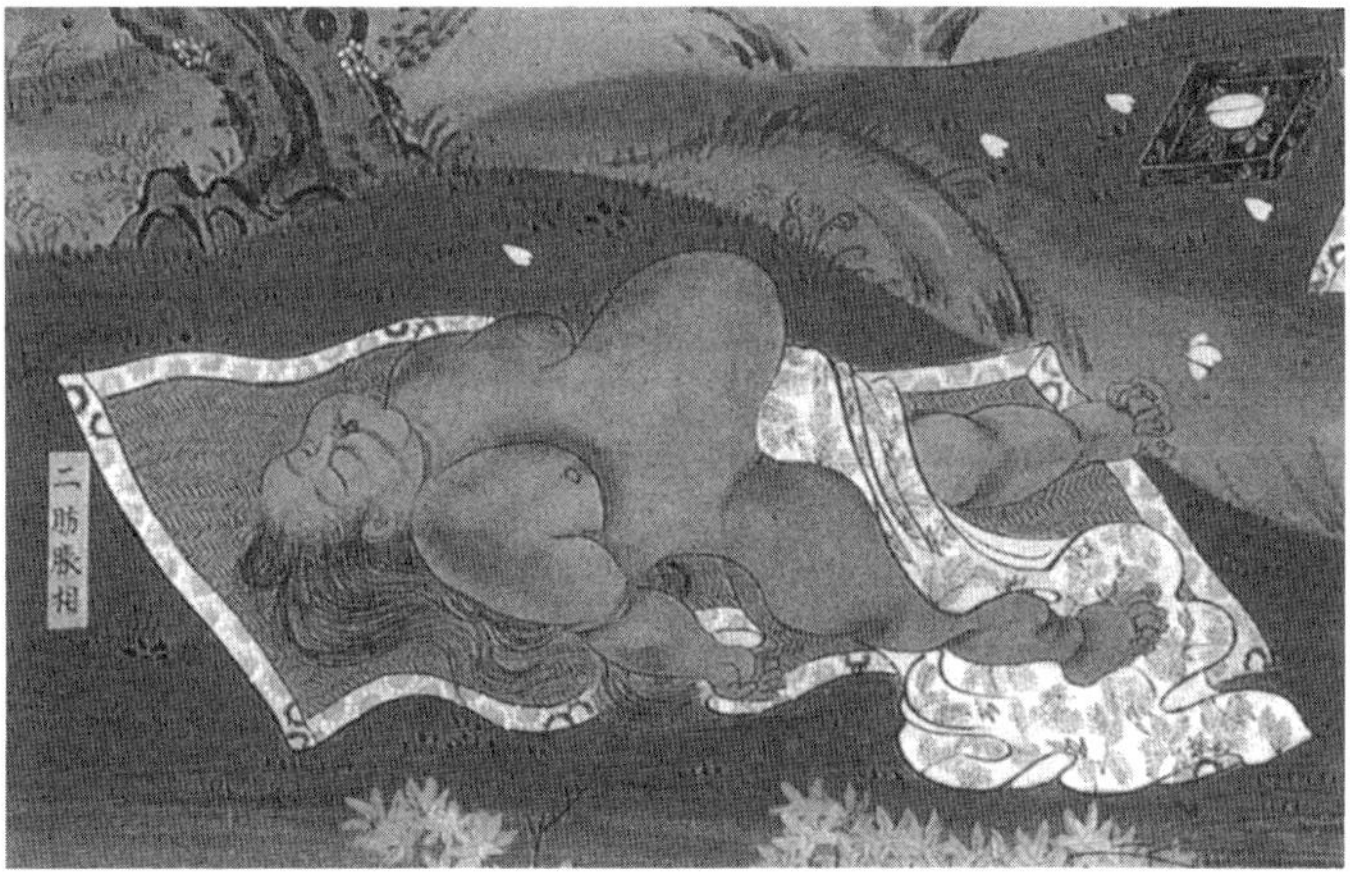

図５：死体現象

体内の腐敗が進行すると、腸内や皮下脂肪組織に大量の腐敗ガスが充満し、身体中が膨れ上がってくる。これは「巨人様変化」と呼ばれる。13世紀に描かれた「九想詩絵巻」から。（澁澤龍彦、宮　次男：図説　地獄絵をよむ．河出書房新社、1999）

難波紘二：生と死のおきて．溪水社

展により、時代により変動すると承知しておく必要がある。従って今日中絶可能であったものも、明日になれば、「それは殺人であった」と言われる可能性は、十分にあると知っておく必要がある。事実、「優生保護法」では、かつては妊娠二十八週未満まで中絶が可能であったが、一九九一年に規則が変わり、二十二週以後の中絶は禁止されるようになった。現在の医療技術では、これ以後は胎児の体外生存が可能だから、中絶は殺人になるのである。また国により中絶可能時期の規準は異なる。これもこの領域が「灰色ゾーン」だから、こうしたおかしなことが生じるのである。正真正銘の人間なら、殺人かどうかの判定が、国により異なるなどということは、「人でなしの国」以外にはない。

障害児の中絶問題が、反対派の感情をかき立て、賛成する人にも倫理的に違和感を覚えさせるのは、「胎児」とか「妊娠中絶」という言葉が、妊娠初期の生物学的実態とかけ離れて、日常言語で「赤ちゃん」とか「赤ちゃんを殺す」というイメージと結びついて考えられることによる錯覚である。

われわれは残念ながら、思考を自分の日常使用している言語で行わざるをえない。日本人なら日本語で、アメリカ人なら英語で、という具合に。この日常言語は、感情と密接に結びついており、哲学という厳密な思考を必要とする学問でさえも、その制約から抜けきれておらず、そのために古来から「哲学上の難問」とされてきたものの多くは、日常言語の多義性からくる「錯誤」であり、意味のない難問だ、と明らかにしたのが、論理分析哲学を押し進めたウィトゲンシュタインである。

しかし日常言語には、このような落とし穴がところどころに用意されている、という認識をもっている限り、落とし穴をさけることもできるのである。

ところで欧米の議論は、基本的にトーマス・アキナスが『神学大全』で展開した議論に依拠していて、受精卵から一定の発育段階までは、人間ではないと考えている。初期の胎児には魂が神により吹き込まれていないからだ。魂のない肉体だけの存在なので、人間でないと考えるのである。アキナスは霊魂が注入されて初めて胎動が生じると考えた。これは時期的には脳が機能しはじめる時期と一致している。霊魂とは脳の機能だと考えるアナキスの立場は、医学と一致しているのである。

これをより一般化し、魂を人格と置き換えたのが、アメリカの哲学者フレッチャーであり、「人格（パーソン）論」として、現代の欧米の考え方の基本にある。ここから胎児を中絶することの正当性、脳死を人間の死とする正当性が導き出されている。キリスト教と無縁な装いをしているが、根本はアキナスの「肉体と魂」論に依拠している。

キリスト教の側は、このように考えているが、同じような考えは東洋にも見られる。空海（弘法大師）は、こう述べている。

難波紘二：生と死のおきて．溪水社

三界の狂人は　狂せることを知らず
四生の盲者は　盲なることを識らず
生れ生れ生れ生れて　生の始めに暗く
死に死に死に死んで　死の終わりに冥し　（空海『秘蔵宝鑰』）

狂人には自分が狂っているという認識がない。生まれながらの盲人には、目が見えないという意識がない。人生の始まりは意識がないから暗黒であり、死んでいく場合にも意識が失われるから暗黒の冥界に還る。

それが空海の認識論であり、生と死の把握である。

この考え方は、さらに中国に起源がある。

孔子は、「われいまだ生を知らず、いづくんぞ死を知らんや」と述べているが、これも同じ意味であろう。暗黒の世界から始まった自分の生が知りえないのだから、今から来るはずの意識が失われた先の暗黒の世界のことなどわかりようがない、と言っているのだ。

アキナスは比較解剖学の上に、彼の神学的考察を展開したが、認識論的にアプローチしている空海も孔子も、私には同じことを言っているように思われる。ヒンズー教やイスラム教については調べていないが、妊娠中絶や乳児遺棄は古来から大問題であったので、たぶん同じようなことを言っているのではなかろうか。

　このような私の立場は、この章の前のところで紹介した、金城清子が分類した欧米の三つの立場に対比すると、第二の立場と第三の立場の中間にあると思う。私は受精卵それ自体（つまり着床前のもの）は、ヒトではないと考える。しかし着床し、母の体内に宿った胎子は、日毎にヒトになっていくのであり、それをまだ産まれていないからと動物と同じように扱うのは、倫理的に間違っていると思う。だから性交後すぐに経口中絶薬を飲んで、自分でおろしてしまうのは認められるが、妊娠八週以後の胎子を自分の都合で勝手におろすのは、道徳的にまったく問題がない行為だとは考えないのである。

【出生前診断で障害者に対する差別は強まるか】

　すべての障害について非常に簡単に出生前診断ができるようになったとき、それを受けない親や、受けて重篤な障害があることを知りながらあえて子供を産んだ親が、倫理的にどういう扱いを社会から受けるかは、難しい問題である。

　一般に差別というのは、「正常」が「異常」を差別するのであるから、「異常」が少数となればなるほど、差別は強くなるのが普通である。

　例えば「単眼症」の子どもでも生まれる権利がある、とまじめに主張する差別反対論者がいる。その子に法的差別をするはずがないが、町を歩けば通行人がびっくりするし、学校では授業にならないだろう。「ものには限度がある」と考えるのが、普通の反応であり、それが倫理観の基礎をなしている。その意味において、差別はなくならない。

もっとも単眼症の子供は、顔の真ん中にひとつの眼球があり、その上に小さな鼻がついている。脳が形成されるとき、脳の前側つまり前頭葉や前頭骨の発育不全があり、このため眼窩や鼻腔が二個ずつ形成されず、鼻と目が入れ替わり、目が一個しかつくられない。高度の奇形なので、死産や出生直後の死亡が普通で、幼児になるまで生かせた例はまだない。しかしこの論者（玉井真理子）の主張だと、単眼症の子供が大きくなって学校に行けるのが理想であろう。

逆に一つ目小僧が、タレントになることだってあろう。それは「逆差別」だが、差別に変わりはない。差別も逆差別も盾の両面だから、一方は嫌で、他方ならよい、という理屈は身勝手というものだ。

難波紘二：生と死のおきて．渓水社

だから例えば、ダウン症の子供が欧米からいなくなってしまえば（その日はそれほど先のことではないだろう）、日本からそのような子供を連れて行った親は、たぶん好奇の眼にさらされるだろう。日本国内でも、出生前診断によりダウン症の子供を親が避けるようになれば、患児の数は減少し、同じような状態になるだろう。それはあるダウン症児の親の語った「やがて私たち親子は、博物館行きになる運命なのだろうか」という言葉にも象徴されている。

倫理というのは社会的多数派の感情に基づいているから、それはいかんともしがたい。例えば、多くの家庭や職場では、喫煙の害が認識され、喫煙率が減少してきている。それにともなって、あくまで喫煙を続ける人に対する人々のまなざしは、微妙に変化してきている。将来は、「タバコをやめられないような意志の弱さは、管理職として不適格」と判定され、昇進にも影響するかも知れない。それが生きた、大衆の感情により動く、世の中というものであろう。貴方の思うように他の人に思わせることなど、できないのである。

しかし法的な差別が拡大するとは思えないし、あってはならない。

ひとくちに「障害児」と言っても、遺伝子病による障害児で、正常な生殖能力をもつ場合と、ダウン症のように染色体異常と精神薄弱があり生殖能力がなく一代限りの障害児の場合とは、患者の立場も意見も違うようである。前者は健常な子供を残そうと願い、後者の親の中に選択的中絶反対論が強い。

「障害児」という言葉自体が抽象的概念で、いろんな疾患を含んでいる。同じくダウン症と言っても、染色体異常がいろいろあり、症状の重症度が異なる。あるものは生まれてもすぐに死ぬし、あるものは四〇歳以上まで生きられる。あまりに重症な子供は、出生前診断における問題点の理解さえできない。たぶんダウン症の子供をもつ親の中でも、子供の重症度により微妙に意見が分かれるのではないかと思う。

この問題の解決には、具体的にはどうしたらよいだろうか。

脳死問題の場合でも、実際の状況が具体的に報道されはじめると、脳死移植反対論が急速に

難波紘二：生と死のおきて．溪水社

力を失ったように、まず重症の単一遺伝子病について、出生前診断と選択的中絶が実施され、実際の状況が詳しく明らかにされていくと、反対論はその立場の差に基づいて分裂していく可能性があり、永続的なものとは思えない。

つまりこれまで指摘したように、「差別反対論」は確固とした一貫性のある理論をもちえないでおり、たぶんに観念的かつ政治的だからである。情報が公開され、すべてが正確に報道されると、おそらく事態は変わってくる。

ただ基本的には、障害児を生んだ親は、そうでない親に比べ大きなハンディを背負うのであり、それを知って生んだことには、責めるべき筋合いはない。それは病気の原因をその人の行動のせいにし、病人を差別するのと同じことだ。けれどもダウン症児の親に対するアンケート結果を見ると、「無知」のせいで生んだという人が多く、生まれる前からダウン症だとわかっていた、という親は少ないように思われる。

だから障害児をもつ親が「誇りに思う」などというのは、長い間苦しんで到達した境地であり、それ自体は立派であるが、他人に誇る必要はない。どの子の親もコルネリアのように「私の宝石はこの子です」と言うべきなのだ。それこそが親の主体的行動なのだ。

繰り返しになるが、初期胚は人間ではない。生む生まないという親の選択を通して、それ以上の段階に発達し、人間となりこの世に生まれてくるのである。親は産まれた子を差別なく育てなければならないし、社会はそれを差別なく育てる責任がある。この親の基本的権利と義務に対して、外から一定の価値観を強制することが、「優生学」なのであると認識してもらいたい。強制する団体の性格や意図は関係ない、と言うべきだろう。

【この章の終わりに】

この章を書き終わった後で、「身体障害者で、男性で、性的不能者」と告白している、豊田正弘の論文「ピル幻想」（「現代思想」27(7)：一二四―四五、一九九九）を読んだ。

この人は、大変明晰な論理的思考をしている。ピルの発明は、人間が人為的に生殖過程に介入することを可能にしたのであり、女性の自己決定権の主張という形であれ何であれ、個人が自由に妊娠を選択できる自由は、（あの精子はよいが、この精子はダメという形で）必然的に遺伝子を選択する自由を含んでおり、選択的人工中絶と本質的には同じものだ、という主張を述べている。さらに自己決定権というが、その自己なるものは、ひょっとすると資本主義的市場経済という競争の場で、知らずにとらされている本来の自分に反した決定なのだ、と述べ、ピルで女性が解放されるというのは「幻想」だ、と言っている。

私もその通りだと思う。著者の言うように「選別は彼ら（胎児）が体内に宿る以前から既に開始され、更に誕生以降も継続する連鎖の一環」なのである。だから私は、ピルに賛成して、選択的人工中絶に反対するという立場は、論理的に一貫していないと指摘している。

難波紘二：生と死のおきて．溪水社

豊田氏は、選別が行われるのは資本主義社会のせいであり、遺伝的に優れた人間を残そうというのは、資本主義社会の論理だと主張している。だから資本主義を廃絶すれば、問題が解決すると思っているようである。それが可能かどうかはさておき、一つの一貫した立場だと思う。

私は、動物であれば自然が行っていた個体の選別を、人間の場合には、人為的に行うようになったのであると認識し、生殖革命を人類史の新しい段階ととらえている。だからこれは歴史の必然であり、人類はこれを受け入れて新しい社会を築くしかなかろうと思っている。

豊田氏と私の立場は根本的に異なるが、避妊、人工中絶がそれ自体で、選択的遺伝子操作であるという理解は、基本的に一致していて、女権拡張論に基づくピル解禁運動の理論とは二人とも異なっている。

「（パンドラの）箱を開けたのは誰だったか」と豊田は問いかける。

それは自由を追い求める人間である。自己決定という究極の自由を求めた人間は、生殖の自由を手に入れたのである。子供に「悪魔」という名前を与える自由さえ求める人間がいるのだから、角の生えた子供を欲する親も出てくるかも知れない。「身障者排除反対」の論理は、それにどう答えるのだろうか。

豊田は「当事者幻想論」（現代思想　特集「身体障害者」所収）という論文で、七〇年代の身障者運動の限界を指摘し、「当事者主義」の運動は幻想であり、差異に拘泥して「当事者」概念を突き詰めていけば、結局当事者とは個人個人に行きついてしまう、それでは運動は成り立たないと批判している。これはその通りであるが、それを突破するためにつぎのように主張するとき、そこにはマルクス主義やファシズムという全体主義の論理が見られる。

「七〇年代に解放運動としての発展を遂げた障害者運動が、今日「当事者運動」として閉鎖的に組織されている現状は当事者幻想による呪縛そのものであり、それは運動に分散と混迷とをもたらし、理論的には明らかに後退であるといえる。（中略）

障害者問題は障害者自身にとっての民主主義的諸権利をめぐる問題であり、彼の社会的位置を決定づけている問題である。しかしそれ以前にこれが現代社会の民主主義にとって重要な位置を占める問題であることは言うまでもなく、社会全体が当事者責任を負うべきであることはいまさら言うまでもない。障害者問題を一部の当事者に委ねるのではなく、社会全体で共有することが問われたのである」（二〇八頁）

「障害者問題を社会全体で共有」という言葉は一見きれいだが、それは「貴方の問題は私の問題ですよ」と多数派が少数派に言うことを意味している。それは本当は大変危険なことであり、市民的自由の本質にかかわることなのだ、ということがこの人には全然わかっていない。主観的正当性は客観的正当性を担保しない、ということもわかっていない。

「地獄への道は善意で舗装されている」という。レーニンもヒトラーもポルポトも善意のかたまりであったのだ。

日本の障害者運動の特異性について、身体障害をもつ社会学者である立岩真也はつぎのように述べている。

「外国の運動との違いはあると思う、ないとは僕も言わない。たとえばアメリカの障害者運動と日本のと、たしかに違いはあると思う。やっぱり日本の運動っていうのは左翼運動、反体制運動の中でというか、少なくともそういうものの影響を受けたり支援を受けたり、支援のやり方が間違っているといってもめたり、いろいろしながら出てきた運動ではあって、基本的に資本制なら資本制とかかね、基本的な社会のシステム自体に文句を言うっていうスタンスが最初からあったから。そこの中で彼らがいわゆる左翼と違ったのは、そこの中で資本家や国家だけじゃなくて、「みんな」を問題にしてしまったことかな」（現代思想　特集「身体障害者」一七二頁）

これは要するに、七〇年代に始まった日本の身障者運動が、社会党や共産党などの既成左翼とは異なる次元で、新左翼運動の一環として発展してきた、という点に欧米と異なる特異性がある、と述べているのだが、ここではその歴史についてはふれない。

障害者差別反対運動から導き出されている「出生前診断＝差別論」が、どのような指導理念から導き出されているか、という点を確認するだけでよいだろう。

私は七〇年代に始まった身障者運動の理論を批判しようというのではない。立岩の「一九七〇年」という論文（現代思想　特集「身体障害者」所収、一二六―一三三頁）には、「能力主義と優生思想の否定」という命題に対する深い懐疑と苦悩があらわれている。運動自体があらたな論理的転換点にさしかかっており、たぶんよりよい方向に向かうだろうという予感がする。

自己決定の論理が行き着くところ、出生前診断と選択的人工中絶の問題にぶち当たることは、ダウン症の子供をもつ、玉井真理子が書いた「出生前診断と自己決定」(『現代思想』26(8)：一〇六―一一六、一九九八)にも述べられている。

「生殖をめぐる『自己決定』をさかんに口にしていた側は、それを強調すればするほど足元をすくわれる結果になることを警戒し、『自己決定』に対して慎重になっている一方で、『自己決定』を尊重することで起きる様々な心理的・物理的テマヒマを惜しんでいるようにしか見えない側が、ある場面では『自己決定』を錦の御旗に掲げているのである」

つまり自己決定の論理を主張し、中絶の自由、ピル解禁を要求してきた女権論者たちは、障害児を身ごもった親たちが、生むか生まないかの選択を「自己決定」する権利をもつという事態の出現に、自分たちのこれまでの主張が、「社会的弱者」を排除する論理にもつながることを知り、愕然としている、というのである。

論理というものは、都合が悪くなったら撤回できるというような安易なものではない。それは自分を傷つけることもある諸刃の剣なのだ。

論理的矛盾が生じたら、それは前提が間違っているのだ。自己決定権は、自分の都合を優先して考える論理であり、本来その中に「社会的弱者の救済」など入りようがないのである。

玉井の結論は大変歯切れが悪いが、たぶんそれは女権論者の大方の結論ではないか。

「そういう時代（出生前診断の時代）を選ぶのか選ばないのか。選ぶのならせめて確信犯として、すなわち確信に満ちた『自己決定』の結果として選んで欲しい。障害者に対して、『あなたたちのような人の側で暮らすことを私は望んではいない』と。」

つまり、自己決定の論理は本来自己中心的なものであり、親は自分の子供が身障者であってほしくないと思っているだけで、人さまのことなどには関心がなく、従ってそれは「身障者の側で暮らしたくない」などとすら思ってなどいないのだ、ということがこの人にはわかっていないのである。だから引用文の最後の文章は、論理に破れたものの「いやみ」に聞こえるのである。

「自己決定」について立岩はつぎのように言う。

「まずその（自己決定の）能力について（も）、不十分である人がいるという認識だった。そうした人達もまたできない人＝障害者である。自己決定が「できる」ことが求められるなら、それはやはり「能力主義」ではないか。私たちは能力主義によって迷惑を被っているのだから、それを認めてよいのか」（現代思想　特集「身体障害者」所収「一九七〇年」二二九頁）

ウィトゲンシュタインなら、この立岩の言説を、「能力」という日常言語の使用にともなう

難波紘二：生と死のおきて．溪水社

論理の誤謬だと言うだろう。立岩がそれに無自覚に、このまま、この論理を延長していけば、結局「文化相対主義」の落とし穴にはまるだろう。一切の差別に反対すれば、脳死反対、自殺反対、安楽死反対、中絶反対、避妊反対、入学・就職などの一切の試験反対、動物殺し反対、植物殺し反対に、行きつかざるをえないだろう。そうすると、飯も食えず、自殺もできず、餓死するしかないということになるだろう。

引用文献

(1) ウィトゲンシュタイン（山元一郎訳）「論理哲学論」In『世界の名著70』中央公論社、一九八〇

(2) 佐藤孝道『出生前診断』有斐閣選書、一九九九

(3) J・レニー『着床前受精卵診断と米国社会』日経サイエンス　一九九四年8月号、一二六—一三六頁

(4) 現代思想　特集「身体障害者」、一九九八年2月号、青土社

(5) 現代思想　特集「自己決定権　私とは何か」、一九九八年7月号、青土社

(6) 江原由美子（編）『生殖技術とジェンダー』勁草書房、一九九六

(7) ジョン・S・ミル（早坂　忠訳）「自由論」In『世界の名著38』中央公論社、一九六七

(8) 荻野富士夫『思想検事』岩波新書、二〇〇〇

(9) 金城清子『生殖革命と人権—産むことに自由はあるのか』中公新書、一九九六

(10) 生田　哲『生殖革命』東京書籍、二〇〇〇

難波紘二：生と死のおきて．渓水社

(11) 熊谷善博『複製人間クローン』飛鳥新社、一九九七
(12) クローン技術研究会『クローン技術』日本経済新聞社、一九九八
(13) 米本昌平ほか『優生学と人間社会』講談社現代新書、二〇〇〇
(14) H・T・エンゲルハート、H・ヨナスほか（加藤尚武ほか編）『バイオエシックスの基礎』東海大学出版会、一九八八
(15) 松永俊男『ダーウィンをめぐる人々』朝日新聞社、一九八七
(16) マーク・B・アダムズ（編著）（佐藤雅彦訳）『比較「優生学」史』現代書館、一九九八

第八章　患者の生命は誰のものか

ここで問われるのは、安楽死やエホバの証人の信者への輸血など、医師がからむ問題である。まず後者の問題から見てみよう。

【医師は本人の意志に反して、患者の生命を救うべきか】

一般に患者と医師の間には、治療契約が成立する。契約の内容は「治療は一切お任せ」という包括的なものがかつては普通だった。この場合、医師は患者の生命の維持を第一とし、そのうえに病気の治療を行い、回復をはかる。どんな患者に対しても、その最善を尽くすというのが、医師の職業倫理である。それは弁護士が依頼人の最大限の利益を追求するのと同様であるし、そうでないと大変なことになる。

しかし一方で医師は、退院すれば死ぬとわかっている患者が退院するのを拒否できないし、重病であっても入院治療を拒否する患者に無理に入院させるわけにいかない。

大動脈瘤という病気がある。お腹の後を走っている大動脈の一部が風船のように膨らむ病気

難波紘二：生と死のおきて．渓水社

だ。放置すれば破裂して死亡する可能性が高い。俳優の石原裕次郎は胸部大動脈瘤にかかり、これがもとで亡くなった。やがて破裂するとわかっていても、患者が手術を拒否すれば、強制的に手術するわけにいかない。私の高校の同級生の父親は眼科医だったが、腹部大動脈瘤を指摘された。手術を拒否し、結局破裂して、打つ手がなく死亡した。政治家の河野一郎も手術を拒否して、破裂で死んだ。

このように考えてみると治療契約の内容は包括的でない場合が、実際にはいろいろある。

エホバの証人の輸血問題も、基本的には包括契約か部分契約かという問題に帰着する。まず彼らは輸血一般に反対しているのではなく、「他人の血液」の輸血に反対している。これは宗教的信条に基づくが、医学的に見て理由のないものではない。

輸血は当面の生命を救う効果はあっても、不適合輸血、感染症などの副作用をともなう場合があり、絶対に安全とは言えない。ことに新鮮血輸血は生きた他人の白血球とその遺伝子を体内に入れるので、本質的には臓器移植の一種である。だから拒絶反応が生じる場合もある。そもそも不適合輸血反応というのは、拒絶反応の一種である。だから他人の血を入れてはならない、という宗教的信条をもつものにとって輸血が受け入れがたいことは、医学的にも十分理解できる。医学的に見て他人の血液の輸血は、理想的な治療法でないことは認めなければならない。

患者側は部分契約を欲しているのに対して、医師は包括契約でないと、あるいは輸血が医師の裁量権に含まれていないと、職務上の義務は守れないと考えている。「生命を救う」ということは、医師の最低の職業倫理であり、輸血を禁止されることで、それが守れない可能性に直面することは、医師にみじめな思いを与えるだろう。

しかしエホバの証人の患者の要求を、「他人血の輸血以外の方法」による治療を求める部分的医療契約と考えれば、問題の本質は以外に簡単である。要はその要望を主張する患者が、問題を十分に理解していればそれですむことである。

現場が混乱するのは、救急で運ばれてきて、医師は必死で救命の努力をしていて、輸血しかないと思っているのに、突然「輸血はしないでくれ」と言われた際の困惑、いらだち、怒りなどの感情がからむからであろう。

輸血が絶対に必要というのは、その時代の医学的判断であり、治療法の進歩により、その判断は時代とともに変化する可能性がある。事実、自己血の回収・再輸血、代用血漿、自己保存血の利用など、他人の血液を輸血しないですむ方法の開発も進んでいる。

むしろ医学全体としては、宗教的理由に基づかない合理的な輸血拒否論者にも対応できるよう、「他人血の輸血のない医学」を目指して進むべきであろう。

未成年のエホバの証人の場合も、基本的には同一である。親には子供を医者にかけない選択肢もあり、それを未然に防ぐ手だてはない。より悪い結果を防ぐには、親の要望を入れて輸血なしの治療を行うのもやむをえないだろう。

難波紘二：生と死のおきて．溪水社

ついで、安楽死あるいは尊厳死の問題を検討しよう。

【安楽死は認められるべきか】

これは不治あるいは苦痛の激しい病人に、自らの意志で死ぬ権利を認めるかどうか、医療はそれに協力すべきかどうか、という問題である。もちろん医療以外の分野で、同じようなことが問題になる場合もある。

この問題は慈悲殺とは別の問題である。慈悲殺は基本的には人間以外の動物に適応されるべき概念で、生かしてやることがかえって残酷であることがあらかじめはっきりしている場合に行われる。この概念は日本にはない。南極越冬隊が引き揚げるとき、ヘリコプターでは犬ぞりの犬たちを運べなかった。残しておけば冬の間に飢えて共食いし、死んでしまうにきまっている。この場合西欧では犬の慈悲殺が行われる。動物を飢えさすのはこの上ない残酷なことだという認識があるからだ。しかし日本隊は犬を殺さず、放置して帰った。

個人的な経験を語れば、アメリカ留学中に路上にリスがはねられて苦しんでいたので、車を止め、道路脇の芝生の上においてやったところ、通りがかった品のよい老婦人にたしなめられ、「早く道路に戻して、つぎの車にひかれるようにしてやりなさい。それが慈悲だ」と言われたことがある。慈悲（mercy）という言葉の理解が、まったく違っているのに愕然とした。つまり西欧社会では「いたずらな延命」は決して慈悲でも美徳でもない。ここのところを理解しないで、「ＱＯＬ（quality of life）＝人生の質」とか、安楽死を議論しても始まらないように思う。私個人はこの経験があってから、例えば西部劇で足を折った愛馬を射殺する場面とか、ベトナム戦争で不治の重傷を負った敵を、本人の希望によって射殺してやる場面（これはスタンリー・キューブリックの「フルメタル・ジャケット」に出てくる）を理解できるようになった。

人間には慈悲殺に相当する行為がないか、というと戦争中の傷病兵の例などいくらでもある。また現在でもやみで医療現場で家族の要請を受けて行われている場合もある。慈悲殺は本人の意思とは無関係に、本人の意志を推定して行われる場合があり、慈悲殺を一律に正当なものとして、倫理的に肯定するわけにはいかない。よくないと知りつつ諸般の事情でやむをえず、後ろめたさを十分に感じながら行うという状況が必要である。まかり間違えば殺人として告発される行為だ、という意識を医者も家族ももっておく必要がある。

安楽死は、意識をもった患者が自らの意志で死期を選ぶ行為である。それは内容的に尊厳のある死である場合もあるが、尊厳死とは異なる概念である。尊厳死は意識のない患者にも、あらかじめ表明されたリビングウィルに基づいて適応される。意識がなく、摂食ができなければ、かつては速やかに死亡していたから、みんなそれなりに「尊厳死」していた。それとは異なり、病院でチューブにつながれて、みじめな状態で死んでいくようになって、初めて切実な願いとして登場したのである。つまり「尊厳死」は現代医療の発達により生み出された概念である。意識、摂食、排泄という人間としての基本的機能を失った状態では生きているとは考えられない、という認識を前提にしている。

断っておくが、ここでも判断は個人レベルで行われるべきで、社会的に強制してはならない。それをやるとナチスと同じ社会になるのである。

【高瀬舟の意義】

日本の社会で安楽死あるいは慈悲殺の問題を最初に提起したのは、大正五（一九一六）年に雑誌「中央公論」に発表された鷗外の短編小説『高瀬舟』であろう。

京都から罪人を高瀬川を使って大阪に送る高瀬舟の護送役人羽田庄兵衛は、ある夜、不思議な殺人犯を乗せた。弟殺しの罪で島送りになる喜助だが、不思議なことにその表情が底抜けに明るい。

喜助の顔が「縦から見ても、横から見ても、いかにも楽しそうで、もし役人に対する気兼ねがなかったなら、口笛を吹きはじめるとか、鼻歌を歌い出すとかしそうに思われた」

両親に早く死なれた二人の兄弟は、貧困のなかで助け合って暮らしていたが、弟が不治の病にかかってしまった。ある日仕事から戻ると弟は剃刀で咽を切り、死にきれないで苦しんでいた。剃刀を引き抜けば、出血が多量となり確実に死ぬ。弟は苦しい息の下から、早く楽にしてくれ、死なせてくれと兄に懇願する。

剃刀を抜いてやるところを隣家の老婆に目撃され、かくして弟殺しの罪人になった。

「弟は剃刀を抜いてくれたら死なれるだろうから、抜いてくれと言った。それを抜いてやって死なせたのに、殺したのだと言われる。しかしそのままにしておいても、どうせ死ななくてはならぬ弟であったらしい。それが早く死にたいと言ったのは、苦しさに耐えなかったからである。喜助はその苦を見ているに忍びなかった。苦から救ってやろうと思って生命を絶った。それが罪であろうか。殺したのは罪に相違ない。しかしそれが苦から救うためであったと思うと、そこに疑いが生じて、どうしても解けぬのである」

下級役人の庄兵衛には、解けぬ謎ができた。彼はこうも考える。

「庄兵衛の心の中には、いろいろに考えてみた末に、自分より上のものの判断に任すほかないという念、オオトリテエに従うほかないという念が生じた。庄兵衛はお奉行様の判断を、そのまま自分の判断にしようと思ったのである。」

オオトリテエはオーソリティ、つまり権威である。

庄兵衛はすなわち森鷗外その人である。高い近代的知性をもちながらも、「日の要求を義務として」、「かのように」生きる道を選択した彼にとって、自らこの問題に結論を出すのは、あまりにも危険であった。

それから八十年以上が過ぎ、今日のわれわれは、この問題に自前の結論を出すことが要求さ

難波紘二：生と死のおきて．溪水社

れているのである。

【ライシャワーの最期】

米国の駐日大使として日米親善につくしたエドウィン・ライシャワー（一九一〇―一九九〇）は、昭和三十九（一九六四）年東京で暴漢に襲われ、重傷を負った。東大病院に入院し、血液銀行を通じて日本人の血を輸血され、幸い生命をとりとめた。妻が日本人で、日本文化を深く敬愛していたライシャワーは、「これで私も少しだけ日本人になれた」と輸血の感想を述べた。

しかし後がいけなかった。日本の輸血制度は売血に依拠しており、血は「黄色い血」つまり肝炎ウィルスに汚染されていたので、彼は血清肝炎に感染した。任期終了後米国に帰ったライシャワーは、ハーバード大学の教授として迎えられ、米国に日本の文化を紹介することに力を注いだ。私が溝口健二の名作『雨月物語』を初めて見たのは、米国の公共テレビ「パブリック・ブロードキャスト」の映画番組で、その解説者はライシャワーだった。残念ながら日本の外務省には、こんなことができる人材はいない。さて事件から二十数年後、彼は慢性肝炎から肝硬変に移行し、サンディエゴの病院で死の床についた。

肝硬変の末期では肝臓の解毒機能が低下し、血中にアンモニアが貯まり、次第に脳機能が侵され、意識がもうろうとしてくる。つまり肝性昏睡が始まるのである。肝性昏睡に陥り、一切の意識が失われても、現代の医学では患者を「生物学的に生かす」ことは可能である。口からチューブを突っ込み、栄養を補給し、鼻に酸素マスクをあて、尿道にカテーテルを挿入して尿を排出する。いわゆる「マカロニ人間」あるいは「スパゲッティ症候群」である。

このような生き方は、ライシャワーの望むところではなかった。昏睡が始まる前に、彼はチューブの取り付けを拒否し、点滴による栄養補給も打ち切らせた。こうして彼は家族に取り囲まれて、七十九歳の波乱に充ちた人生を終えた。まるで古代ローマの貴族のようであった。

遺言により遺体は火葬され、遺灰はサンディエゴ沖の太平洋に散骨された。

【もうひとつの尊厳死】

このような威厳に満ちた死に方は、ライシャワーのように高い学歴と輝かしい職歴のある例外的な人のみに可能なのであろうか？　そうではないと思う。例をひとつあげよう。

私の母方に従兄弟がいる。その母（私にとっては叔母）は若くして連れあいに死なれ、息子と娘を苦労して育てた。死んだ連れあいが長男だったので、弟や姉妹も甥や姪を助けた。従兄弟は跡取りとなり、母方の親族の中心的人物として、叔母を助け、冠婚葬祭を取り仕切った。

叔母は学歴はないし、本は読まなかったが、人物や世間の出来事について不思議なほど鋭い観察力をもっていて、自分から切り離して、客観的に眺めることができた。従って実に巧みな悪口を述べたが、不思議なユーモアがあって、誰もそれを憎まなかった。

叔母が八十代の後半に入った頃、従兄弟は母ともしものことを相談した。そして「リビングウィル」を書いてもらった。

それは「私が痴呆あるいは急病で意識不明となり、医学的にいかなる努力を払っても、その状態から快復する見込みがない場合は、延命治療をせず、苦痛のみを取り除き、安らかに一生を終えるように取りはからってほしい」という意味の内容であり、本人が自署し、二人の子供が証人として副署した。

それから何ごともなく数年が過ぎた。年の暮れに、叔母は嫁（つまり従兄弟の妻）と家の前の畑で、野菜の取り入れを行っていた。突然「○○さん、動けんようになったよ」という声に、嫁が振り返ると、叔母は畑脇の坂にうずくまっていた。脳梗塞の発作が起こったのである。

医師が急いで呼ばれたが、脳梗塞は脳のかなり大きな動脈に生じており、すでに深い昏睡状態で、意識はまったくなく植物状態であった。

医師の薦めに反して、従兄弟は救急車を呼び、病院に入院させるという措置をとらなかった。私も呼ばれていったが、対光反射はあるものの、すでに痛みの感覚もなく、人格の蘇生は絶望と見られた。従兄弟の措置に私も賛成し、部屋を温かくし、湿度を適当に保ち、肺炎を起こさせないようにとアドバイスしただけであった。

叔母はいびきをかいて、寝たきりであったが、次第に血圧が低下し、正月がすんで、まもなく亡くなった。九十歳であった。医師は死亡を確認するためだけに来た。

この話が通夜の席で伝わると、叔母の友人たちはみな「ぽっくりと死ねて、うらやましい死

難波紘二：生と死のおきて．溪水社

に方だ」と口々に感想を述べていた。

叔母は学問のある人ではないし、従兄弟も大学を出ていない。しかし二人とも、自分の頭で考えることが得意な人である。人生に対して自分なりの考えをもった人である。

【自立した市民】

多くの人々がライシャワーや叔母のような最期を迎えたいと望みながらも、それを実現できないでいることだろう。それはなぜか？

ひとつには医師と病院や看護婦に対する遠慮があると思う。医療関係者が一生懸命に延命に努力しているのに、それは止めてくれと言えないのである。また準備も不足で、「リビングウィル」など用意していないから、本人の気持ちがわからず、強く言えないのである。

それ以前に、ふだん家庭でそのような問題がぜんぜん話し合われていない、ということもあるだろう。

もうひとつは、とっさの場合に判断がつかず、すぐに救急車を呼んで病院に送ってしまう、という問題もある。あれは刑務所みたいなもので、いったん入ったらなかなか出られないところだ、という認識がない。

また開業医との日頃の接触がなく、このような場合に往診してもらい、前後のことをよく考えて、もっとも穏当でみんながしあわせになれる方法を考える、ということができない。つまり昔の田舎や町にあった「生活の知恵をそなえた」共同体としての社会や家庭は、今日ではすっかり崩壊してしまっているのである。

「生・病・老・死」は生きている限り、さけては通れない問題であるのに、現代の都市型社会は、それらがあたかも他人事であるかのように、身のまわりから切り離すことで成立しているのだ。

例えば大新聞の記者が書いた『大学病院で母はなぜ死んだか』という本がある。最愛の母を膵臓癌で死なせた息子の手記である。しかし、これを書かせた最大の動機は、自分自身に対する著者の怒りだと思う。書くことで著者の魂は救われたのである。

最後に間違った権利意識がある。社会保険制度が完備した結果、保険コストにかかわる意識はまったく消失した。自分の金で医者にかかるという意識がないのだから、医事法の専門家がいくら「医療は契約行為である」といっても、自動車の修理と同じようにユーザーと業者の関係と同じだとまで、割り切って考えることができない。だから自分たちの要望をはっきりと言えないのである。

もちろん医者の側の問題もある。もうけ主義の医者は論外だが、医師には古い医学教育の結果、「患者にとって最善を尽くす」という考えがしみついている。これは悪いことではなく、医師や弁護士のような職業には絶対に必要なことである。それが最善＝延命というふうに理解されると、「マカロニ人間でも生きているだけまし」という発想になりがちなのである。医師が患者に代わってその利益を擁護する。あるいは弁護士が依頼人に代わって利益を擁護する。そういう考え方を「パターナリズム」と言う。パターはラテン語で父親という意味である。「保護者」と言い換えてもよい。父親が息子に代わって息子を護る、そういう考え方のことである。

市民がもつ医学や医療についての知識が増大し、また自分にかかわることは自分が最大の保護者であり、決定能力があるのだ、という考え方が広がり、言い換えると、近代民主主義社会の担い手としての「自立した市民」が増えてくると、古いパターナリズムが次第に通用しなくなるのは、明らかであるが、日本社会がそのように変化するには、もう少し時間がかかりそうだ。

また個人の自由を極限まで認める社会は、両側が深い断崖になった一本道を歩いているような社会で、一歩間違えば、奈落の底に転落する恐れのある社会なのだという認識をもつ必要がある。たとえて言うなら、美味としてのフグは猛毒のテトロドトキシンを除去することによりはじめて味わえるのだ、とでも言おうか。

【HeLa 細胞の問題】

この章では患者の生命について、安楽死、尊厳死などを論じたが、もうひとつ患者由来の臓器や細胞あるいは遺伝子の利用の問題がある。

患者の死後、その肉体の全部または一部は、「遺産」として相続されるのだろうか？

これも難しい問題で、すぐに結論が出るとは思えない。というのもつぎのような例があるからだ。

医学・生物学領域で使われている培養細胞に HeLa 細胞というのがある。

これは亡くなった患者の名前と姓の最初の二文字をとって名づけられたもので、ふつう「ヒーラ」細胞と呼んでいる（図6）。

この細胞は生命力が強く、培養しやすいので、現在世界中の研究室で、医学や生命科学の研究に用いられている。

これはもともとは、一九五一年にニューヨークの病院で死亡した、三十一歳の黒人女性の身体の一部だった。彼女の子宮にできたガン（腺癌）を摘出した際に、研究者が細胞培養を試み、運良く試験管の中で培養できる細胞株として育ったのである。それが株分けされ、世界中に広まったものである。

HeLa さんはとっくに死亡したが、その身体の一部である細胞はもう五十年以上生き続けていて、最初に株化に成功した研究者が亡くなっても、ずっといつまでも生き続けるだろう。

五十年前のことだから患者の同意書などあるわけがない。遺族の同意書だってないだろう。

しかしこの細胞に対する遺族の潜在的所有権が主張されて、HeLa さんの細胞を無断で、学

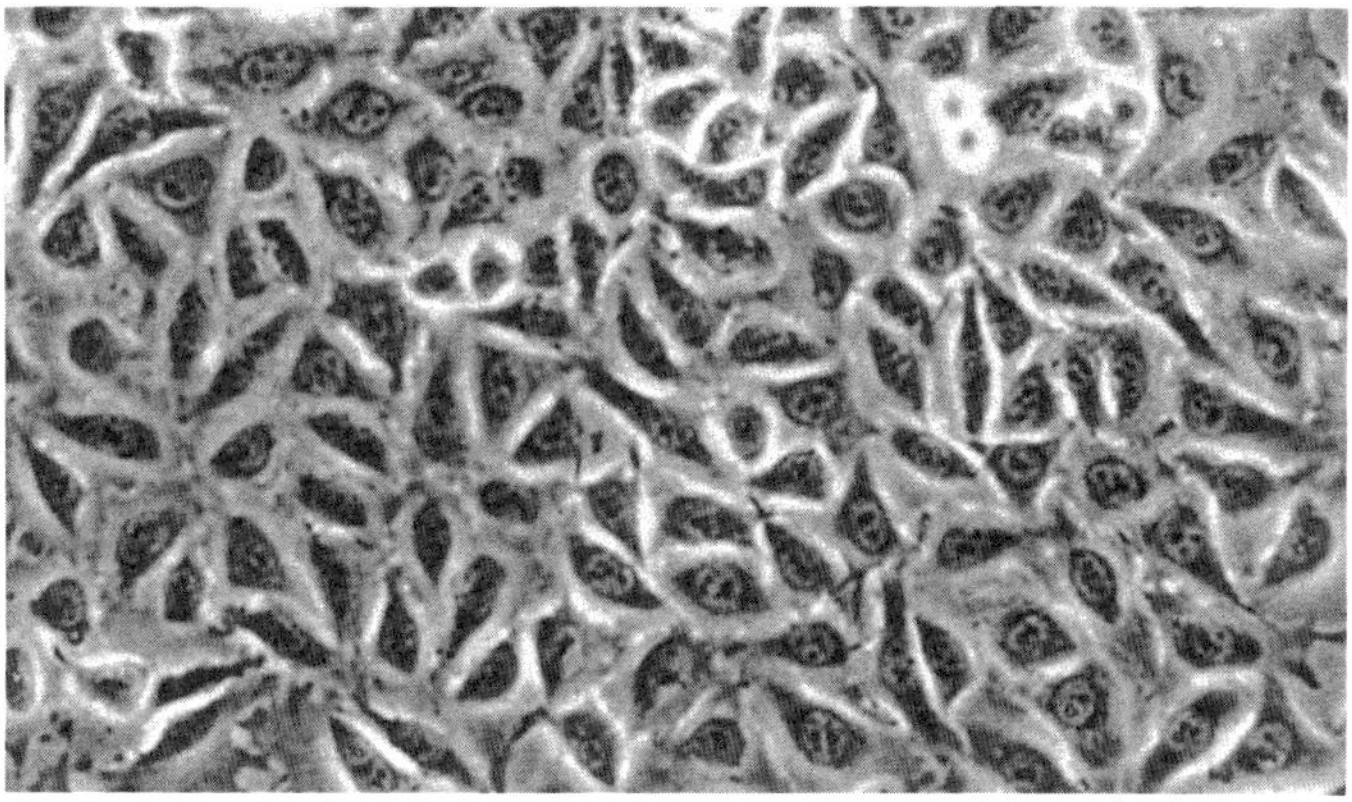

図６：HeLa 細胞

HeLa 細胞は50年前に、若い女性ガン患者の細胞から樹立された不死細胞である。患者は亡くなったが、その細胞は世界中の研究室で生きている。この細胞は誰のものか？　そしてこの患者はいまも生きていると言えるのか？（位相査顕微鏡写真）

術研究や商業目的のために使用したことに対して、損害賠償の訴えが起こされたらどうだろう？もちろんこれは仮定の話で、HeLaさんの遺族は存在しないのかも知れない。

しかしもしそういう事態が生じて、五十年間に医学・生物学が受けた恩恵なり利得なりを金銭勘定して、賠償するということになったら、とてつもない金額になるだろうと思う。

同じように、大学の医学博物館には沢山の標本がホルマリン漬けになって保存されている。中には天才の脳もあるし、有名な犯罪者の臓器もある。そういうものは昔のことだから、本人の「保管して、陳列してもよい」というような承諾書などない。あれも潜在的所有権を主張されて、遺族から返還を求められたら困った事態が起きるに違いない。

所有権があれば肖像権だってあることになりはしないか。私は沢山の臓器写真や組織標本や顕微鏡写真をもっているが、いちいち患者さんや家族あるいは遺族に所持や撮影の許可を求めたわけではない。

もしも「身体の一部でも、他の場所に残っていれば、成仏できないから返却してほしい」と関係者から申し出があったら、どうしたらよいのか頭をかかえてしまう。

これから生じるケースについては、たぶんそのような同意をあらかじめ得ておく、という方向で対処できるだろうが、過去にさかのぼって適応されるようになったら、解剖学も病理学もお手上げだろう。

「法の不遡及性」というのがあって、「行為が行われた時点で合法であった行為は、後から出来た法律で罰せられることはない」と理解されているが、それは刑法のことであって、民法の領域では必ずしもそうとは言えないからである。実際に最近の判例では、過去のことが問題にされている。

やがて病院や理髪店で、「切り取った手足や髪の毛は、貴方のものですから、お持ち帰り下さい。残して行かれるのでしたら、処理料金を別途もうしうけます」、と言う時代になるのだろうか？

この問題は難しくて私にはわからない、ということだけがわかっている。

引用文献

（1）リサ・ベルキン（宮田親平訳）『いつ死なせるか―ハーマン病院倫理委員会の六ヶ月』文芸春秋、一九九四
（2）三輪史朗『血液の話』中公新書、一九八八
（3）カレル・ヴァン・ウォルフレン（篠原勝訳）『人間を幸福にしない日本というシステム』毎日新聞社、一九九四
（4）古森義久『大学病院で母はなぜ死んだか』中央公論社、一九九五
（5）森　鷗外『高瀬舟』一九一六、http://www.aozora.gr.jp/cards/ougai/takase.html

難波紘二：生と死のおきて．溪水社

第九章　動物の生命は誰のためにあるのか

これは具体的な例としては、動物実験は許されるか、クジラを食べることは許されるか、牛や羊を食べることは許されるか、という問題であろう。

【人間と動物】

もともとキリスト教には動物愛護の精神はない。これはキリスト教の倫理的規範が揺らぎはじめた十九世紀の後半になって生まれた概念である。

むしろそれはダーウィンの進化論に見られるように、地上の生物が進化の過程で生み出されてきたもので、生命は根底のところでつながっている、という生物学的な認識が生み出したものである。また幾分かは人間の直感のようなものにも依拠している。仏教では輪廻思想に基づき、他の生命と人間との循環を認めており、生命が根本的につながっている、という思想があるから、動物や草木を愛し、いつくしむという倫理的態度が広く存在する。人間は、植物や動物の命を絶つことで生きているから、罪深い存在である、という認識は、キリスト教の原罪概念とはまったく異なる。後者は人間の性行為が罪深いとしているのである。むしろ仏教の原罪概念の方が生物学的認識と一致し、より普遍的な倫理になりうると思われる。

現代生物学が明らかにしたことは、すべての生命は同じ原始生命体から進化したものであり、その遺伝機構や代謝機構は基本的に同一であり、人類だけが特別の存在ではない、ということである。すべての生命体は、それ自体がユニークであり、固有の価値をもつという認識が生命倫理の基本である。それは人類についても同様で、人種というものは架空の産物で、人はみな同一の種に属し、個人としてユニークでかけがえがない、という認識が生物学的にも明らかとなり、それが現代のヒューマニズムの生物学的根拠となっている。

人間が動物を愛し、それを見たり、触ったりすることに喜びを覚え、心がなごむのは、どこか根本のところで、それらがわれわれにつながっているという直感的認識があるからだろう。

動物虐待がしばしば子供の心をすさませ、健康な倫理観の発達を妨げることもよく知られた事実である。けれども一方では、昆虫を採取したり、魚を釣ったり、メダカを飼ったりして、動物や自然に人為的に干渉し、小さな残虐を経験しなければ、哀れみの感情も動物の命を大切にする精神も生まれないのは、一種のパラドックスである。

いる。

【鯨は食ってはいけないのか】

現在先進国の中で、日本だけが鯨を食用にしていることに対して、国際的な非難が集中している。

批判する側の言い分は、「本来調査捕鯨は科学研究の名目で設定されたものであるのに、日本がやっているのは食料として殺しているだけである。それは条約締結国としての善管義務を裏切るものだ」というものだ。例えば、外国の新聞にはこういう記事が載っている。

「一九八七年以来、日本は四、〇〇〇頭以上のミンク鯨を捕獲した。今年は、ミンク鯨五四〇頭に加えて、科学的研究のためにニタリ鯨五〇頭とマッコウ鯨一〇頭の捕獲を提案している。『これは科学を隠れ蓑にした商業である』とIFAW（国際反捕鯨協会）のヴァシリ・パパストロウは述べた。『DNA検査によれば日本市場には保護されている鯨の肉が出回っている』日本政府がみずから科学調査を拡大するという主張を撤回しない限り、日本の要望は可決されるだろう。しかし保護団体は、国際的圧力により日本政府の考えを変えられると信じている。英国のある研究所が行った最近の世論調査によれば、商業捕鯨を支持している日本人はわずか十一パーセントだという。」（ニューヨーク・タイムズ）

この言い分は、世論の支持が十一％ということを除けば、その通りだと思う。何しろ捕った鯨を棄てないで食べ物にしているのだから、それをタブーとする側から見れば、そういう批判が成り立つ。

しかし古くはヨーロッパも鯨を食用にしていた。スペインのバスク人は、大西洋に面したビスケー湾で捕鯨をやっていた。

「バスク捕鯨」という有名な漁業集団があり、ビスケー湾のセミクジラが絶滅した後は、ヨーロッパ各地に出かけ、捕鯨技術を輸出した。

近代捕鯨は一八七〇年代にノルウェーで捕鯨銃が発明されてから活発化し、一大漁業として発展した。明治時代には日本の三陸沖にまでノルウェー捕鯨船が来ていた。この頃から、欧米では（捕れすぎるので）、食料としての利用はされなくなり、皮下脂肪から鯨油を抽出する（マッコウクジラでは脳油を利用）だけになった。米国では大恐慌の時代に「海の鹿」と命名して、商務省が盛んにクジラ肉を食うように労働者に指導したが、そっぽを向かれたという歴史がある。

鯨油は機械油として重要視され、日本海軍は捕鯨を行い、鯨油を太平洋戦争直前まで英国に売って外貨をえていた。

第二次世界大戦後、捕鯨が再開されたときには、乱獲で残った漁場は南氷洋だけになっていた。一九四六年には、捕鯨世界一はノルウェーでシロナガスクジラ換算（ＢＷＵ）で、年間八、〇〇〇頭、二位は英国で四、〇〇〇頭、三位は日本で一、〇〇〇頭を捕獲した。

ところが一九六〇年になると、日本が一位になり年間六、〇〇〇頭、ノルウェーは二位で、五、〇〇〇頭、ソ連が三位で、二、五〇〇頭、英国は一、五〇〇頭で四位に転落してしまう。

難波紘二：生と死のおきて．溪水社

日本が一位になったのは、食料としてのニーズが高かったからである。英国ではマーガリンも肉も不評で、結局家畜の餌になり、採算がとれないので、撤退していった。日本がトップになったこの頃から、鯨保護の世界的論調が強くなってきた。

しかし一番汚いことをしたのはアメリカ人で、オナシスが所有する「オリンピック捕鯨会社」（本社はパナマにあったが、実際はニューヨークで指揮し、重役はぜんぶアメリカ人）は捕鯨船をパナマ船籍にし（パナマは国際捕鯨条約非加入）、鯨を捕りまくり、国際捕鯨委員会から鯨油差し押さえを食っている。このオナシスの女房になったのが、もと大統領夫人ジャクリーヌ・ケネディである。たぶんアメリカ人はこのことを知らされていないのだろう。

要するにこの領域でも、日本は「遅刻してきた帝国主義」なのである。「捕鯨オリンピック世界一」を目指して、それなりにまじめにやってきたのだけれど、今度は「アングロ・サクソン人」は、論点を「鯨を食う」という倫理的問題にそらして、調査捕鯨を「商業の隠れ蓑」にしていると批判しているのである。

鯨を食べなくなったのは、欧米でも過去五〇年くらいのことで、ノルウェー人は今日でも鯨肉を食べている。しかし彼らは皮やすじは食べないので、それが日本に輸出されている。もっとも日本の場合も、和歌山県の太地などローカルな食文化（丁度エスキモーと同じように）としては、鯨肉食が存在したが、一般に受け入れられるようになったのは、戦後の食糧難と学校給食での鯨肉食の経験を経てからである。だから古くからの日本人の「伝統的食文化」だったなどというのは真っ赤な嘘である。

こういう大きな見取り図をつかんだ上で、日本のマスコミも政府も賢明に対処することが必要だと思う。

ところがひどい話で、これだけ捕鯨問題が国際化しているのに、岩波『科学百科』、『生物学事典』に「クジラ」の項目がない。朝日の「知恵蔵」には、「包茎」はあっても「捕鯨」がない。「イミダス」には「クジラ生態観測衛星」の説明はあっても、「捕鯨」の項目がない。ブルーバックスの『ここまでわかったイルカとクジラ』という本にも、「鯨類」の全般的解説がなく、何種類いるかも書いてない。もっとも困るのが、クジラの和名と英語の通称名の対応表がないことである。これでは外国で何が問題になっているのか、知ることができない。つまり日本人は時折新聞やテレビで捕鯨ニュースには接するが、クジラについての知識もないし、何が問題になっているかもよくわからない状態におかれている。こんな国の外交が成功するはずがない。

【動物に意識はあるのか】

さて事実問題として、鯨を食ったのは日本人だけではない、欧米人も食ったのだということは確認できたと思う。しかし今は食べない。それは「鯨には高い知性があり、意識もある。そ

難波紘二：生と死のおきて．溪水社

のような動物を殺すことは、非倫理的なことだ」という議論に支えられている。

そこで「動物の知能と意識」という問題を検討する必要が出てくる。

その前に「知能と意識とは何か」というやっかいな問題に答えなければならない。

歴史的にはコンピュータの父と呼ばれるアラン・チューリングにより、操作主義的な回答は提出されている。

スクリーンの向こうに、AとBという二つの何かがいる。そのひとつは人間である。こちら側で人間が質問をして、AとBがそれぞれ答える。最後の質問が終わった後、質問者はどちらが人間で、どちらが人間でないか、答えなければならない。質問者がこの問いに正解できなければ、スクリーンの向こうには、一人の人間と人間ではないが人間と同じ知性をもった「何か」がいるということになる。

チューリングは、それがコンピュータであれば、コンピュータは知性をもつと言えると考えた。それが動物であっても同じことである。

スタンリー・キューブリックが描いた「二〇〇一年」はやってきたが、HAL9000のような知性と自意識をもったコンピュータはまだ当分できそうもない。だからコンピュータのことは、今しばらく忘れてよいのだが、私のように毎日パソコンと付き合っていると、ボケかけた私のうっかりミスを、音声や文字でパソコンに指摘され、「ひょっとしたらこいつには知性があるのでは？」と思うことがある。

それと同じようなことは動物にもある。
人間にもっとも近縁なチンパンジーではつぎのような精神的能力が証明されている。道具を使える、道具をつくるための道具を使える、母親から子供へ、仲間から仲間への文化の伝承がある、言葉をいくつか覚えることができる、数を数えることができる、自分という認識がある。

しかしこの程度の能力なら、現在のコンピュータは達成しているのである。まもなくそんなロボットが出てくるだろう。

つぎに問題になるのは、イルカとクジラの仲間である。日本ではイルカとクジラを別の動物だと思っている人が多いが、英語ではどちらもホエールである。このうち歯をもっていて、体長が四メートル以下のものを日本ではイルカと呼んでいるにすぎない。そこでここではクジラという用語で統一する。

クジラのなかで脳がもっとも発達しているのは、バンドウイルカである。まず重い。重量が一、六〇〇グラムあり、約一、四〇〇グラムしかないヒトより重い。また脳のしわ（脳溝）がよく発達していて、このため大脳の表面積は、ヒトの二、五〇〇平方センチに対して、三、七四五平方センチもある。

知性の発達と体重に占める脳の比率とは相関するから、これを調べると、ヒトでは〇・八九に対してバンドウイルカは〇・六四、チンパンジーは〇・三〇、イヌは〇・一四となり、ダントツにクジラの脳が大きい。しかしクジラの脳は、ヒトと異なり睡眠中にも脳の半分がかならず起きて活動しているので、バックアップのために大きな脳を必要としているだけかも知れない。

バンドウイルカや他のイルカでは、ヒトと身振り言語で簡単な会話ができることがわかっている。またチンパンジーと同じ程度の自己意識をもっている。記憶能力が高く、視覚情報を音声（鳴き声）で、仲間に伝達することができる。社会を形成しており、母系社会をつくり、出産にあたっては他のメスがへその緒をかみ切ったり、生まれた赤ん坊を水面まで運んだりする「他者援助」行動が見られる。

同じ哺乳類でも、霊長類と鯨類では相当な違いがあり、クジラでは社会形成がチンパンジーよりも発達していることは疑えない。しかしクジラの社会では言語が通じるのは、「ポッド」と呼ばれる血縁の小集団の間だけであり、それを超えての交流はないようである。また人間と異なり、成長後あらたな言語を習得することもないようだ。

これらの知識をもとに、クジラを食うのがよいのか悪いのか、個人が判断するしかなかろう。エスキモーが食うのはよくて、日本人が食うのはいけない、というのは一貫した倫理ではないように思う。

重要なことは、チンパンジーとクジラだけに精神活動があるのではない、それらの動物に知性があるとすれば、他の動物にも量的には少ないが、同じように知性があり、それに応じた精神活動があるのだと認めることである。個人的な体験になるが、「ベティー」と名付けたネコを、生まれたてから十四年飼って、死ぬまでを見届けた。私はネコにも自意識や思考能力があると思う。また身振り言語や簡単な音声言語による交信は可能である。

【動物実験はどこまで許されるのか】

動物実験は、しばしばその目的や実験デザインが本当にその動物がその数だけ必要なのか、という深い検討なく行われ、野生動物の乱獲をもたらしたり、いたずらに動物を苦しめたりすることにつながり、科学者以外の一般大衆の批判を浴びてきた。また動物舎の劣悪な環境も、動物愛護の精神に反すると批判されている。生物学者、医学者が本当に生命の価値、あるいは生命倫理の原則を理解しているかどうかが、問われている。

そこで動物実験の問題を、野生動物の保護問題と、動物に対する虐待の問題に分けて、考察しよう。

まず野生動物については、現在では医学実験がそれをおびやかす主要な原因ではなくなっている。むしろ象牙の需要とかペットとしての需要が、つまり一般市民の法外な欲望が、野生動物の乱獲をもたらしている主要原因である。実験用動物については、輸入・販売とも法的規制があり、論文として雑誌に投稿する場合にも、出所の明示を要求される。従って違法行為を行

難波紘二：生と死のおきて．溪水社

うのは、研究者にとって益がないのである。

つぎに動物の虐待についてはどうか。

四〇年近くの昔、私が医学生の頃には、動物愛護の精神などなく、外科教室で実験に使う野良犬が、中庭の噴水のまわりの柵に何匹もつながれていた。犬は当然吠えるから、他の教室から苦情が出る。そこで外科の連中は手術で犬の反回神経を切断して鎖につないでいた。半回神経は声帯にいく神経で、これを切られると声が出なくなる。その頃は、その犬を哀れとも、切ることが残酷とも思わなかった。

しかし現在では、実験動物の多くが家畜化され、遺伝子操作を受けたりして、実験用に開発されている。

アメリカでは現在、国内に約一、七〇〇頭のチンパンジーが飼育されていて、年間約八〇頭が誕生する。死亡は事故、病死、医学実験での使用によるものだが、差し引きその数は増えていて、野生動物を捕獲する必要はない。動物舎もエアコンが完備しており、昔のように残酷なことはなくなった。殺す実験でも、麻酔をきちんと行い、苦痛を最低限にするように配慮されている。もちろん程度の問題で、動物の生命を彼らの意に反して奪うということは、なくなっていない。

最後に、たとえ人類の福祉につながることとはいえ、動物を殺すことはどうか。例えば、クルー病の研究によりノーベル賞を受けたカールトン・ガジュセックの研究はどうか。クルー病はニューギニアの原住民に見られた一種の風土病で、食人習慣により伝染する。病因は「スローウィルス」で、彼がその伝染と発症の様式をつきとめたことが、今日のクロイツフェルド・ヤコブ病やアルツハイマー病の研究を進展させた。ガジュセックはこの研究のためにチンパンジー一二五頭を殺したとされる。それは許されるのだろうか?

クルー病は人間とチンパンジーにしか伝染しない。だから他の動物を使ったのでは、実験は成功しなかったことは疑いない。しかしガジュセックの後で、クロイツフェルド・ヤコブ病を研究したスタンリー・プルシナーは、この病気をハムスターに感染させられることを発見し、これを動物モデルとして急速に研究を進展させた。従って彼の場合には、チンパンジーは不要となった。彼は「スローウィルス」の本態が核酸をもたないタンパク質「プリオン」であることを証明し、一九九七年にノーベル賞を受賞した。

今にして思えば、クロイツフェルド・ヤコブ病のプリオンが種の壁をのりこえてハムスターに感染したという事実には、今日の狂牛病発生とそれの人間への感染を予見させる恐るべき意味があったのだが、ここでは多くを論じない。

このように動物には、種特異性がある。例えば、壊血病はビタミンCの欠乏で起こることはよく知られているが、人間以外の動物ではこれが起こらず、研究者が壊血病の原因物質をつき

難波紘二：生と死のおきて．溪水社

とめるのに大変苦労した。ところがその後モルモットには壊血病が起こることが知られ、それから急速に原因究明の研究が進んだ。他の動物は体内でビタミンCを合成できるが、モルモットにはこの能力が、人間と同じように欠けている。従ってビタミンCの欠乏実験をするには、モルモットを使うことがどうしても必要である。

人間にもっとも近い動物だからといって、やみくもにチンパンジーやニホンザルを使うことが行われているのではない。そもそもわれわれの身体は、四億年前に地球上に誕生した原始生物と同じつくりをしており、そういう基本的な問題の研究では、哺乳類を使う必要さえない。分子生物学の知識のほとんどは、大腸菌の研究でえられたし、今日では発生の仕組みを解明するのに、研究者の多くはショウジョウバエを使っている。

だから、つぎのように言うのは、たぶん言い過ぎで、あまりにも情緒的だと思われる。

「人間の親族であることのために与えられる報酬（チンパンジーが医学実験に使用されること）が、このようなものであれば、兄弟である証拠すべてに対して、チンパンジーが『いえ、けっこうです』とことわったとしても許されるのではないだろうか。彼らは、自分たちをトカゲと一緒に分類してもらうことを求めるかも知れない」（『悲劇のチンパンジー』）

私もむかしタイワンザルを実験のために殺したことがある。率直に言って、殺すのはいやである。これに比べれば、人間の死体を解剖するのがよほど心が安まる。こんなことを言うとひんしゅくをかうかもしれないが、「死者」は優しい。私の知っている老教授は、ドイツ留学中に死体置場の中を通って家に帰っていた。帰るとき死体に「お休みなさい」と挨拶していたそうである。死体は怖くない。怖いのは生きている人間である。だから遠藤周作の『海と毒薬』に出てくるような生体解剖は、私にはとうてい理解できない。

私は三十年以上たった今でも、あの時の殺されるサルの表情や動作を想い出す。

しかし、霊長類を実験で殺してもよいかどうか、ここでも判断するのは貴方であり、私である。

実験動物はその多くが今日では家畜化されている。

家畜化された動物を用いる動物実験をも動物愛護団体が排斥するのであれば、つまるところ、いずれ家畜を食用にすること自体が問題になる、ということを指摘しておけば十分であろう。

ベジタリアンならこのジレンマから逃れられるか？　答えはノーである。自然界は食物連鎖から成り立っており、人間は生きる限り、他の生命を奪わざるをえないのである。

もちろん他の生物をできるだけ殺さないで人間が生きる方法はある。

例えば、遺伝子工学で動物のタンパク質を植物につくらせて、それを食べる方法もある。またクロレラのような下等藻類を食べることも可能である。もちろんそれには多くの人達がそれを喜んで食べ、それらの新しい食品が市場で伝統的食品と競争して十分に勝てる、という条件が必要だが。

そうすれば海の生態系の頂点に立っているクジラはいくらでも増えるだろう。また放置されたウサギやヒツジは自由に野山を歩き回り、そのうち草を食べ尽くして、死滅するだろう。

こうして人間が関与しないことによる生態系の乱れもまた生じるだろうが、それは起こったときに考えるしか仕方がないだろう。

【慈悲殺という概念】

ここで慈悲殺の概念に戻ろう。同じ殺すのなら相手に苦痛を与えないという配慮が必要である。動物に対する配慮は、他ならないその親類である人間に対する思いやりなのである。捕鯨が標的とされるのは、巨大な鯨をしとめるには、捕鯨銃を使うしかなく、それは肉体にモリを打ち込むことであり、鯨に多大な苦痛を与える、という要素もあることを指摘しておきたい。

仏教はもともとはジャイナ教と同じように、一切の殺生を禁止していたと思われる。ゴータマが断食の苦行を終えた後、若き乙女スジャータの手から受け取った食べ物は、チキンスープではなく、牛の乳であった。

しかし今日では、日本の仏教のなかに肉食（魚であれ、獣であれ）を禁じたものはない。それは例えば、ヒンズー教徒の厳密な菜食主義あるいはキリスト教の一派セブンスデー・アドベンティストの菜食主義と大きな違いである。けれども輪廻という考え方は生きていて、生命あるものはみな「魂」をもっているという、あるいは古来からのアニミズムに依拠したものかも知れないが、多くの人達がなんとなく生霊を恐れるあるいは敬うという心をもっている。欧米にはない「解剖体慰霊祭」、「実験動物慰霊祭」あるいは「針供養」というような習俗さえある。

このようなアニミズムと仏教的思想が一緒になり、魚を殺す漁師や獣を殺す猟師や牛馬を殺す屠殺人などが罪深い職業とされ、それが社会的身分差別となって行った。それは日本だけでなく、インドにもある。

現代の生物学が明らかにしたことは、地上の生命はすべてつながっており、DNAの違いは全体としてみると、ほんのわずかしかなくて、その違いにより親族関係の近さを測定できる、ということである。ヒトとチンパンジーとはわずか一％の遺伝子の違いしかない。もっとも遠いと考えられがちな大腸菌でさえ、かなりの遺伝子がヒトと共通である。

動物に「意識」があることは、次第に生物行動学者が明らかにしている。ここで問題になるのは「意識」という言葉のあいまいさである。初めに述べた「チューリング・テスト」に合格できることを規準とすれば、動物もコンピュータもまだ落第生である。しかしお互いのコミュニケーションとか合目的な思考を規準とすれば、多くの動物がそれに合格する。ただ人間が、注意深くそれを研究していないだけである。

難波紘二：生と死のおきて．溪水社

我が家にいたネコのベティは、ソファーの上で眠り、よく夢を見ていた。夢を見ているときは、レム睡眠といって、大脳皮質は眠っているが、脳幹部が起きていて、そのため手足や耳に運動が生じる。眠っているのに、耳を動かしたり、妙な鳴き声を出したりした。あれは夢のなかで寝言を言っているのである。

夢を見、寝言が言えるということは、外部刺激なしで、脳が活動していることを意味している。それはつまり「内的意識」が存在するという証拠である。動物はカメラのように外部刺激を機械的に脳に投射し、それで反射的に行動しているのではない。記憶をたくわえ、それを参照しながら、さまざまな判断を行い、自分にもっとも有利なように、行動しているのである。人間の脳化指数を100とした場合の、ネコのそれは13、イヌは16、ウマは11、ウシは7、ウサギは6である。脳そのものには、原始的な意識を支えるだけの余裕は十分にあると見なすことができる。

従ってこれらの動物は、死に対する恐れをもっており、死の苦痛に対する恐怖ももっていると考えられる。

宗教学者の岸本英夫は自分の死期が近くなって、死の恐怖を分析して、そこには死にともなう苦痛に対する恐れと自己の死滅そのものに対する恐れという、二つの要素があると自覚したことは、前に述べた。動物にも同じ二種類の恐怖があるとすれば、人間と変わらないではないか。私は個人的にはネコのベティの知性は、人間の三歳児より上で、自己の死に対する恐怖を感じていたという点では、小学生に匹敵していたと思う。こんなことを書くと怒られるかも知れないが、思ったものはしょうがない。

人間では死の認識は五歳児からはじまる。しかし九歳くらいまでは、死は死神や化け物としてイメージされていて、「自己の消滅」という抽象性では理解されていないと、英国の精神科医で「死の個体発生」に興味をいだいたヒントンは述べている。

人間の赤ん坊の脳は生まれたときはわずか三五〇cc しかなく、それはチンパンジーの脳よりも小さい。チンパンジーでは脳の大きさは、生まれたときにもうほとんど大人と同じ大きさになっているが、人間ではそれ以後四倍に成長し、一、四〇〇cc に達する。だから人間は明らかに出生後につくられるのである。大きさの上で脳の成長がとまるのは、体重が十数キロになった頃である。だから家庭での保育と教育が重要なのである。もちろん知識の獲得と記憶や思考能力という面での発達は、うまく刺激してやれば一生涯続く。

人間が生きていく限り、野生であれ家畜であれ、動物の命を奪うことはさけられない。だからそれをあまり苦しみを与えないで行うのが、「慈悲殺」の思想であろう。もちろんこの概念自体は、たぶんにキリスト教的起源をもつことは前に指摘した。仏教では殺生それ自体を罪として否定しているから、慈悲殺という概念はない。しかしキリスト教だとか仏教だとかは、関係ないではないか。同じ生き物が死ななければならないのなら、苦しまないように死なせてやるのが、筋だろう。

ヴォルテールの哲学小説に『ミクロメガス』という作品がある。人間は地上の王だと威張っているが、地球からどんどん離れてよく見ると、それは大きな動物の身体の一部で、それにとりついた人間という虫が、勝手にお互い同志で戦争したり、喧嘩したりして、自分の偉さを競っているだけだ、という話である。古代のアズテックの都市では、毎年人間が太陽神に捧げられた。捧げることが目的であるから、犠牲者は神官により心臓をひと突きで殺された。そのような運命に見まわれたら、誰でもそれを願うだろう。

難波紘二：生と死のおきて．溪水社

この点で、国際的な感覚からも、調理の科学からも、大いに離れているのが「活き作り」である。あれは魚の神経系と循環器系を保存したままで、その他の内臓を除去し、肉を刺身にするのである。だから魚は、痛みを感じていて、それでときどきぴくぴく動くのである。つまり生理学的には、むかし中国やヨーロッパで行われていた、生きたままで手足を切断するとか、全身の皮を剥ぐといった刑罰と同じことをやっているのである。同僚の魚類学の専門家の話だと、あれはもっとも美味しくない、刺身の食べ方だそうである。というのも、肉のうまみは死後ある程度の時間がたって、筋肉の自己融解がすすみ、アミノ酸が遊離してきて、はじめて生まれるのであり、活き作りがもてはやされるのは、「生きているから美味しいはず」という思いこみが原因だそうだ。つまり無知の産物である。

そんなわけで、動物愛護を唱えながら、家畜だからと平気で牛や豚の肉を食べるのは、一種の偽善であろう。マグロは食べてもよいが、クジラは知能が発達しているから、捕鯨は禁止すべきだという意見も、同じように独善のひとつである。

もっとも反捕鯨運動は、いろいろな思想から成り立っており、かならずしもそのすべてが「独善」とは言いきれない。鯨は現存する最大の哺乳類であり、地表の三分の二を占める海を象徴しており、「危機に立つ地球」のシンボルとなっている面もある。しかしこの面での議論は、ここでは割愛する。

引用文献

（1）森田勝昭『鯨と捕鯨の文化史』名古屋大学出版会、一九九四
（2）今井道夫『生命倫理学入門』産業図書、一九九九
（3）黒木敏郎『イルカと人間』講談社現代新書、一九七三
（4）村山　司、笠松不二男『ここまでわかったイルカとクジラ』講談社ブルーバックス、一九九六
（5）水口博也『クジラ大海原をゆく』岩波ジュニア文庫、一九九二
（6）松沢哲郎『チンパンジーの心』岩波現代文庫、二〇〇〇
（7）ドナルド・R・グリフィン（渡辺政隆訳）『動物は何を考えているのか』どうぶつ社、一

難波紘二：生と死のおきて．溪水社

九八九
（8）ユージン・リンデン（岡野恒也、柿沼美紀訳）『悲劇のチンパンジー』どうぶつ社、一九八八
（9）ジョン・C・エックルス（伊藤正男訳）『脳の進化』東大出版会、一九九〇
（10）V・ブライテンベルグ（加地大介訳）『模型は心を持ちうるか』哲学書房、一九八七
（11）岸本英夫『死を見つめる心―ガンとたたかった十年間』講談社、一九六四
（12）ヴォルテール（池田　薫訳）『浮き世のすがた他六篇』岩波文庫、一九五三
（13）Jhon Hinton: *Dying*. Penguin Books, 1967
（14）J・ディヴィッド・ボルター（土屋俊、山口人生訳）『チューリング・マン』みすず書房、一九九五

第十章　国家による殺人は正しいか

国家が行う殺人には、大別して、刑罰として行われる死刑と、戦争にともなう殺人、がある。戦争は必ずしも殺人をともなうわけではないが、相手国の戦力を破壊するためにほとんどの場合、殺人をともなってきた。

【死刑制度は許されるか】

まず死刑から考察しよう。

死刑はそれが存在する国では、犯罪に対する最高の刑罰として存在している。それは必ずしも個人の殺人に対する報復としてあるのではない。ある国では通貨偽造などの経済犯に対して、ある国では強姦のような他の国では親告罪となっている犯罪に対して、また他の国では宗教的違反に対して、あるいは他の国では国家反逆罪や内乱に対して、死刑が適用されている。

このような場合には、実際に人命が奪われたことが、死刑の理由ではない。犯人の行為が、未来において、人命を奪うかあるいはそれに匹敵する損害を国家や社会に与えると、判断したことが死刑の根拠となっている。しかし現代の民主主義国家では、実際に殺人を犯していないこのような犯罪に対しては、死刑を適応しないし、姦通や宗教的違反などは、そもそも犯罪としていない。

このような死刑は、その国家の特殊性が要求している死刑であり、国家権力が要請する報復や見せしめとして存在している。これらの国家は、そのような行為に対して死刑という刑罰をもたないと存立しえない、不安定な国家である。その意味では、倫理的に正しい普遍的国家といえない。

巻末の**資料2**に主な国家の死刑制度の有無と特徴を示す。

資料を見ると、キリスト教のヨーロッパでは死刑が全廃されており、南米・北米でも、米国を例外として、主な国では実質的に死刑が廃止されていることが明瞭である。

死刑制度が国家の民主的性格と密接な関係にあることは、旧社会主義国やイスラム諸国の死刑に相当する犯罪を見れば明白に読みとれるだろう。

日本の刑法では、これに該当するものとして、内乱罪、外患誘致罪などがある。しかし戦後は、適応された事例は一例もない。だから残るのは普通犯罪に対する死刑だけである。

現在、民主主義国家で問題となるのは、個人的殺人に対する刑罰としての死刑である。これにも国により差があり、業務上過失による殺人に死刑を宣告する国もあれば、ひとりだけ殺したのでは死刑を宣告されない国もある。死刑は宣告するが、実際には執行しない国もある。だからひとくちに死刑を認めていると言っても、実際の適用は千差万別であることを知っておく必要がある。

【個人的殺人に対する刑罰としての死刑】

まず個人的殺人に対する刑罰としての死刑を論じよう。

江戸時代には、逆さ磔、牛裂き、水磔というきわめて残酷な死刑があった。特にキリスト教徒に適用された。それらが廃止された後にも、鋸引き、磔、獄門、火あぶり、死罪、下手人などの死刑があった。

これらの残酷な刑罰は明治に入って徐々に廃止された。明治二年には鋸引きの刑が廃止され、続いて磔、獄門、火あぶりが廃止され、明治十五年には死刑執行法としての斬首が廃止され、絞首刑に一本化された。

江戸時代には強盗殺人や放火などの犯罪に対する刑罰としての死刑はあったが、個人間の争いの結果としての殺人には、公権力は関与しなかった。従って個人的報復にまかされていた。仇討ちがそれであり、これは武士だけの慣習でなく、農民の仇討ちもあった。親の仇を求めて日本国中を探し回り、五十年かかってやっと見つけ、八十歳近くになり僧侶になっていた相手を、無理矢理討ち取ったという例もある。一生を仇討ちに費やしたわけである。

慶応四（一八六八）年、秋月藩で主流派に殺された臼井亘理の、当時六歳だった長男の六郎は、明治十三（一八八〇）年に仇である甲府裁判所長一ノ瀬直久を襲撃し、その首を切り落とした。九年間の懲役に服し、明治二十三（一八九〇）年に出獄している。六郎の叔父は「仇討ちの時代はもう終わった。忘れろ」と諭したが、甥は聞き入れなかった。

長谷川伸の『日本仇討ち異相』には、そういう実例が沢山載っている。

明治のはじめには、まだそういう状態が続いていた。東京の一橋に住んでいた外国人の証言があるが、家の前で一晩に二回殺人があり、翌朝役人が来て死体を片づけるが、捜査などはいっさいしなかったという。こういう状態は外国人から見るときわめて異常で、人命を軽んじる日本は野蛮国だと認識され、不平等条約の改正などを行って、国家の基本を固めることすらできないことが明らかになってきた。他方、殺された人の遺族にとってもまったく理不尽なことで、恨みも晴らそうにも、すべてが静止的であった江戸時代と違い、急激に変動する時代に、悠長な仇討ちなどやっておられない。それを奨励する君主もいなくなった。（実際江戸期の仇討ちには、藩の経済的援助もあった。）

そこで殺人一般が罪とされ、これを中央政府が裁くことにし、私的制裁を禁じ、仇討ち禁止令を出した。これが日本で私刑が禁止された歴史的経緯だと考えられる。一般的に殺人に対して、報復的殺人を認めると、無限殺人が繰り返されたり、報復できない人は殺され損になった

難波紘二：生と死のおきて．溪水社

りして、社会が混乱するので、公正な第三者としての国家が、裁判と刑の執行を代行していると考えられているが、百五十年前に日本という国民国家が形成された際には、それに近い状況があった。

犯罪とそれに対する罰則の間には、釣り合いがあり、罪が重ければ、それだけ罰が重いというのは、一般的に承認されている公理である。一万円盗んで、百万円の罰金を科されることはないし、最低賃金が一日五千円の時代に、一万円の窃盗で一年の懲役を科されることはない。（もっとも最近のアメリカでは、慰謝料に相当する部分が、実害以上に巨大化してはいるが）しかし江戸時代には十両を盗めば死罪になった。一度に十両でなくても、累犯により合計額が十両になれば、死罪が適応された。一両で米一石（一八〇リットル）が買えた。現在の価値だと、十万円にもならない。

西欧のむち打ちに相当する板叩き刑は、明治になって叩きの回数だけの日数を懲役にする刑に振りかえられた。こうして江戸期には非常に複雑だった処罰の体系は、明治期になって死刑と有期刑である懲役刑のふたつに整理されてきた。

こういう流れのなかで、明治四十一（一九〇八）年に施行された現行の刑法がつくられる。だから現在では江戸時代とちがい、殺人以外の犯罪で死刑になることはない、と言ってよい。

殺された人と殺した人の命は、等価であると想定するしかない。これ以外の想定は一般化するとかならず矛盾が生じる。これを「生命等価論」と呼ぶことにしよう。

すると殺人に死刑を適用すると、社会は結局ふたつの命を失ったことになる。人間の生命は何ものにも変えられない、という主張からするとこれは矛盾している。

一方殺された遺族の立場からすると、犯人に対する処罰は死刑でないと復讐心が満足できないという問題がある。実際これを満足させるために、アメリカでは遺族が死刑執行に立ち会うのを認めている州もある。しかし犯人が死刑になっても、死んだ家族が生き返るわけではない。日本のように判決が確定するまでに年月がかかり、死刑の執行までにさらに時間のかかる国だと、死刑執行に家族が立ち会いたいと思うかどうか。かえって思い出すから嫌だ、という人も多い可能性がある。

【予防教育としての死刑】

死刑に犯罪予防の見せしめの効果があるという議論はどうか。歴史的には国家はその効果を最大限にねらって死刑を執行してきた。公開処刑や最大限の苦痛を与える処刑法がそうである。明治のはじめには、磔や斬首・さらし首がまだあった。これらはいずれも、犯罪予防に効果がない、民衆の下劣な感情にうったえる見せ物効果しかない、洗練された高級な感情を傷つける、という理由で現代の国家はいずれも残酷な処刑法や公開処刑を廃止してきた経緯がある。フランスは血を流すのは残酷だという理由で、ギロチンを戦後廃止した。ギロチンは瞬間的に首を切断するので、もっとも苦しみの少ない処刑法のひとつだが、執行する側の感性が耐えられないのである。

死刑が殺人に対して予防効果があるという議論は、実際には証拠に乏しい。死刑を廃止したイスラエルのような国やアメリカの一部の州で、殺人の件数はとくに増加していない。

殺人が死刑でしか償えない罪だとすると、殺人にも時効が存在するのはおかしいことになる。時効は犯罪者にも良心があり、逃げている間にも逃亡者であるために社会的制裁や良心の呵責により苦しめられ、罪を償ったと見なされる、という考え方を一つの根拠としている。いつまでも捜査を続けることに対するコストの問題もあるが、死刑でしか償えない罪だとすれば、時効が存在してはならないはずである。殺人罪にも時効を認めている点では、遺族の感情はともかく、社会は十五年の間に罪は償われると考えていることは否定できないだろう。

【死刑は誰がやるのか】

かつて死刑執行人は、社会的尊敬と経済的見返りを十分に受けていた。多くは世襲で、日本では山田家とか、フランスではサンソン家のような名家があった。現在死刑執行人は、何の名誉も尊敬も受けていない。彼らは処刑の度に打ちひしがれた気持ちになり、職業に対する誇りをもちえないでいる。それは家族に誇れる職業ではなくなっている。死刑執行が人間性の発露として当然の行為であるとすれば、被害者の遺族に代わりその復讐心を実現するために行動する死刑執行人は、もっと尊敬を受けるはずである。被害者の家族は死刑執行人に喜びの礼状を出すのだろうか。

さて日本での死刑は一体誰が手をくだしているのだろうか？

死刑は全国に七カ所ある死刑台をそなえた刑務所または拘置所で行われる。死刑は法務大臣が「死刑執行命令書」に職印を押すと、五日以内に執行される。刑の執行は三人の刑務官があたる。一人が死刑囚の首に縄をかける。もう一人が暴れないように死刑囚の両膝をしばる。残りの一人は、保安課長の合図を待ってハンドルを引く。すると死刑囚の立っていた足下の鉄板がバネ仕掛けで二つに割れて、轟音とともに死刑囚の身体は地下に落下する。

死刑囚の身体は地下室のコンクリート床から少し上に足先が来るように、ロープの長さが調節してある。

この落下の際に多くは頸椎を脱臼あるいは骨折するので、死刑囚は即死に近い状態になる。心臓は無酸素状態でもしばらく動くので、これを二名の医務官が、一人は手首で脈を取り、もう一人は聴診器を胸にあてて、心停止の時刻を確認する。医師が心停止を確認すると、それで処刑が終了する。落下から心停止までにかかる時間は、平均十五分である。戸籍法第九十条には、死刑が執行された場合は、刑務所長または拘置所長はそのことを「遅滞なく」死刑囚が属する自治体の長に届けなければならない、と定めてある。この報告を受けて役所が戸籍から死刑囚の名前を抹消する。これで死刑囚は法的に完全に死ぬのである。

落下した死刑囚では、意識は急激に失われる。脳に血液を送る外頸動脈、内頸動脈、椎骨動脈の三本とも圧迫されるため、脳は急激な虚血に襲われ、これが意識喪失の原因である。それとともに筋肉の脱力が生じるので、頭は前に倒れる。胴体の方には、痙攣が生じる。手足をばたばたさせる痙攣（間代性痙攣）とぎゅーと引きつらせる痙攣（強直性痙攣）とがある。そこで医師の邪魔にならないように、刑務官が体を押さえる。

首を絞められているので、無呼吸であるが、血中の酸素濃度が低下し、二酸化炭素濃度が上昇してくると、断末魔に胸を大きく膨らませる運動（終末期呼吸）が生じる。このときに大小便の失禁や射精が起こることもある。これらの運動は、落下後数分のうちに終わる。後は心臓が停止するまで、十分程度の待ち時間が必要になる。

死亡が確認された死刑囚の遺体は、刑務官により縄からはずされる。遺体となった者はもう囚人ではないので、後始末は刑務官はやらない。衣類を脱がせ、糞便などで汚れた体を湯灌し、清めるのは「看病夫」と呼ばれる懲役刑に服している囚人たちである。彼らが遺体の口、鼻、肛門に脱脂綿を詰める。

「死刑執行人」である刑務官は、法務局矯正局の職員である。しかし刑務官の仕事に死刑執行が含まれていることは、法務省の募集要項に書いてない。そんなことをすれば誰も刑務官になり手がいないのである。多くの人は、受刑者や収容者に対して「日常生活の指導、職業訓練指導、悩みごと助言指導など」をする、保護司のような仕事だと思って就職して、しばらくたって「死刑執行」の仕事もあると知らされるようである。職務内容が「死刑執行」であることは、近所の人にも自分の子供にも内緒にしている刑務官が多い。ばれたら子供は学校で「いじめ」にあうようである。だから自分の職業と人生を恥じている刑務官が多いようである。

死刑が完全に合法であり、それを実行するには誰かがやらなければならないのに、「法の正義」を実現した人たちが、こういうみじめな思いにとらわれることを、死刑賛成論者はどう考えるのだろうか。

難波紘二：生と死のおきて．溪水社

【死刑の本質】

すでに見てきたように、死刑の執行に際して、遺族や観客に復讐の喜びを与える公開処刑や残虐な処刑は民主主義国家ではもう行われていない。いま行われている処刑で、比較的残虐なものは、絞首刑、銃殺刑、電気椅子処刑であり、それも次第に薬剤注射による処刑に置き換えられつつある。

死刑の目的は、罪人の命を絶つことであり、肉体的苦痛を与えることではない、という認識が広まってきているからである。だから死刑囚は懲役刑と異なり、強制労働に従事することもないし、部屋に閉じこめられる（禁固）こともない。読書も通信も自由である。著作を発表する自由もあるし、結婚する自由さえある。銃を使った連続殺人事件の犯人永山則夫は、実際にベストセラーを書いて、文学賞を受賞し、獄中結婚もしている。

遺族の復讐心が、被害者が味わったと同じ苦痛を犯人に味わわせてやりたいというのであれば、現在の死刑制度ではそれは満足されないかもしれない。囚人が味わうのは「いつ来るかも知れぬ死にたいする恐怖」という心理的苦痛だけであり、肉体的苦痛はほとんどなくなっている。薬剤注射では、多くの一般人が味わう死の肉体的苦痛さえない。眠るときと同じように意識を失い、それきり目覚めない死なのである。それは一種の安楽死である。また死体がさらし者になることも、解剖や臓器移植などの医学目的に使われることもない。死刑は刑の執行で終わり、死体は社会人と同じ固有の人権をもっているからである。本人の遺言がないかぎり、現在では、公権力が勝手に処分できないのである。

死刑の本質は囚人の生命を奪う点にある、という認識が広まるにつれ、死刑の外形から残虐な要素は、ますます取り除かれるだろう。死刑の執行をあらかじめ言い渡し、恐怖を感じさせるということもなくなるかも知れない。本人が予想しない眠った間の死刑執行という事態も、将来は生じるかも知れない。

【大量殺人と死刑】

生命等価論の観点から見ると、一番問題になるのは、大量殺人である。一人殺しただけでは死刑にするのはおかしい。社会は二人の生命を失うから。では多数を殺した場合はどうか。何人も何十人もの生命を奪った犯人を社会が死刑に処しても、社会から失われる生命の総数はほとんど変わらない。それに残虐な殺し方に対する遺族や社会の復讐心や義憤もある。

たぶんこれが、現在、死刑制度を維持し、実行している最大の理由であろう。死刑の判決は、実際問題として、複数殺人や大量殺人の場合でないと言い渡されていないし、それがよほど凶悪でないと、執行が遅らされているのも事実である。判例に拘束される度合いの高い日本の裁判では、殺人に対する判決が、一人殺した場合は懲役何年、二人殺せば無期懲役、三人殺せば死刑、と予測できると、司法関係の本には書いてある。

さて、死刑が遺族の復讐心を満足させるためにあるとすると、ここにも矛盾がある。連続殺人の場合には、個々の遺族の悲しみが、一人殺された場合より強くなるのだろうか。もちろん犯人に一家を皆殺しにされた場合には、当然、親族の悲しみも犯人に対する復讐心も増すであろう。

しかしすでに見たように死刑そのものはますます残虐な要素を失ってきており、復讐心が満足されるのは「犯人がこの世から消えた」という一点のみに依拠している。それなら「終身禁固」という刑にして、一般社会と音信不通にする状態でもよいのではないか。現在の死刑制度では、死刑囚は「命を失う」ことが罰であるから、本を書いて自己の正当性を訴え、それがベストセラーになったりして、遺族の神経を逆なですることが許されている。これでは復讐心は満足されないのではないか。日本でも平安時代など、かつて死刑が廃止されていた時代はあったのだ。

死刑制度を支える復讐論は、感情に基づくものであり、理論的に反論するのは非常に困難である。ベッカリアという法学者は、「人間の不滅の心情に基礎をおかない法律は永続しない」と述べている。だから犯人に対する遺族や社会の復讐の感情を満足させる、というのが死刑執行論の国民的基盤になっている限り、死刑を廃止することはできないだろう。

あのイスラエルでさえ、ユダヤ人虐殺の責任者であるアイヒマンに対してだけは、国民感情を抑えきれず、特別立法により、死刑を宣告し、処刑を行っている。

しかし一方で、この感情は永久的なものでなく、歴史的に見ると、社会が安定的に発展し、国民の生活が豊かになり、知的教養が増し、一国の中のことだけでなく、世界全体を見渡すことができるようになるにつれ、感受性も増大して、残酷な刑罰や過酷な刑罰に違和感を覚え、次第に刑を軽くする方向に動いてきたことも事実である。肉体に対する刑罰は野蛮だとしてつぎつぎに廃止されてきたが、唯一残った刑罰が体刑の極限としての死刑なのである。

死刑廃止論の一番の論拠は、人間にとって生命は第一に重要なものであり、殺される自由を第三者に譲り渡すことは、社会契約上ありえないという理論に基づいている。ことに、自殺の自由のないキリスト教国では、自分が自由にできない権利を他人に譲ることはできない、という形でこの理論は補強されている。

しかし自殺の自由を認める社会では、理論的には自分を殺す権利を他人に譲ることは可能であり、死刑を刑罰として含む社会契約は、成立すると考えられる。

つまり死刑は刑罰として理論的には正当である。問題は、倫理的にいつまでそれを必要とするか、であろう。

難波紘二：生と死のおきて．溪水社

【生命刑に誤審はあってはならない】

もうひとつ死刑に関して残る問題は、誤審の可能性である。死刑は人間の生命を奪うことを唯一の目的とする刑罰であり、人間の生命が人間にとってもっとも重要なものだという、社会の共通認識の上に成立している。だからこの制度により間違って無実の人間を処刑してしまう可能性がある限り、それは理想的な刑罰と言えない。

社会契約論上も、どのような個人も間違って殺される自由を、他人に譲るとは考えられない。

死刑以外の身体生命を破壊しない刑罰は、万一判決が間違っていた場合には、原状を完全に回復することはできないにせよ、判決を破棄し、本人に補償を行うことができる。しかし死刑は執行してしまえば、本人にはもはやいかなる救済もない。これは死刑が本質的には体刑であり、しかも他の体刑と異なり、生物学的に不可逆的なプロセスを含んでいるためである。正義の名の下に、無実の人間を殺すという最大の不正義が行われる可能性がある、という倫理的パラドックスが、死刑制度には含まれている。私は、これが死刑制度の最大の問題だと思う。

現在EU加盟十二ヶ国は死刑を廃止している。つまりヨーロッパには死刑制度がなくなった。トルコはEU加盟条件として死刑制度廃止を求められている。最近のニューズウィーク（二〇〇〇年六月十四日号）が米国の死刑問題を特集しているが、五十州のうち、死刑を廃止した州が十四州あり、残りの三十六州でも死刑の執行を積極的に行っているのは、テキサス州だけだ。この州だけで米国全体の年間死刑執行数の三分の一を占めている。

DNA鑑定が裁判に導入されるようになり、この鑑定なしで結審した死刑囚について、新しい鑑定を行ったら、判決が間違っていた例がいくつも見つかってきて、死刑囚が釈放されるという事態がアメリカで起こっている。だからかつて処刑された死刑囚の中に無実の人がいた、というのは疑うことができない。アメリカの死刑制度は、いまやヨーロッパから強い批判にさらされている。

私自身、病理医という職業を長年やってきた。病理医は「医学の裁判官」と言われることも

難波紘二：生と死のおきて．溪水社

ある。病理診断や病理解剖を行って、臨床診断や治療法の適否の判断をくだすためだ。病理医は、生検によりえられた組織片を検査して、病名を診断する。それによって手術するかどうかなど、患者の治療方針が決まる。誤診すれば患者は切らなくてもよい臓器の全部あるいは一部を切除される。それは生物学的に不可逆的な過程であり、まさに「死刑判決」を行う裁判官の気持ちである。誤診することのないように、病理医は日夜研鑽しているが、それでも誤診は起こる。患者の生命まではなくならないにしても、傷が残ったり、機能的な不具合が生じることもある。

そういうことを経験してきているので、生命を奪う死刑判決をしなければいけない判事の気持ちはよくわかるつもりである。現行法では罪状により課すべき刑罰が定められているので、判事個人の裁量により死刑にしないですます、というわけにはいかないのだ。しかし誤審は一定の割合で必ず起こる。だから恐いのである。

「疑わしきは、罰せず」というのが裁判の原則である。死刑という刑罰は、疑わしきを罰することもある刑罰だという認識が、次第に広まってきている。これがさらに広く認識され、遺族がその感情を、犯人の生命に対してでなく、その罪に向けられるように、社会が成熟して行けば、死刑は廃止され、それに代わる罰則に置き換えられるだろうと思う。

【戦争による殺人はなぜ許されるのか】

ついで戦争による殺人を検討しよう。

まず戦争とは何かを考えよう。戦争とは、国家がその主権を発動し、その軍隊が他国と戦う（侵略の場合、自衛の場合を含め）ことだと定義しよう。

国家による戦争はかつては侵略を含め、全面的に正しいとされていた。それは国家の上に立つ権威が神様しかなく、神様は実際にはどちらが正しいとも言ってくれないからだ。国家より上位の判定者がいないのだから、どちらも正しいとするしか方法がない。

これはトーマス・アキナスという中世の神学者が述べたものである。戦争が正しければ、そのもとに行われる軍隊による敵国の兵士の殺戮は正しい。殺戮は国家が罰せず、奨励する限りにおいて正しい。個人による殺人は犯罪だが、国家による殺人は栄誉となる。これが中世からごく最近まで、一般的に受け入れられてきた見解である。余談だが、この見解を厳しく批判したのがチャップリンの「殺人狂時代」である。

実際殺人は悪であるという人間の基本倫理から見ると、それは分裂した論理である。

統一国家がなく、地域間で武力による争いが行われている状態、日本なら戦国時代、を考えれば問題点は明瞭である。武田が正しいか、上杉が正しいか、あの当時は決めようがない。判定者がいないからだ。戦争が悪かどうかの最終的判定は、戦争の結果として決まる。それでは参加者には倫理的選択権がない。戦争が非倫理的なのは、ここに一番の問題があるからだ。

米国にはモルモン教などの宗教的理由を例外として、良心的徴兵拒否制度がない。ベトナム戦争で大量に発生した、市民的不服従に基づく戦争忌避者は当初、社会的非難の対象となった。しかし、この戦争に米国の大義がなかったことが明らかになるにつれ、米国社会は彼らの倫理的選択を許容するようになった。徴兵忌避者のクリントンが大統領になり、徴兵に応じたベトナム帰りの若者には、大きな倫理的負い目が残り、社会問題となったのはよく知られている。

戦国時代と異なり、日本国という統一国家がある現在では、かりに新潟県と山梨県が武力衝突したら、それはどっちも悪い、武力行使することがよくない、という認識が広く存在している。そのために警察があるし、それでダメなら、自衛隊の治安出動という措置もある。これは国民国家の中でわれわれが生活しているから、そういう常識が生まれたので、中央政府の成立により、国民国家内の戦争はなくなった。それはたかだか百五十年前のことにすぎない。

難波紘二：生と死のおきて．溪水社

歴史的に見れば明治国家をつくる過程で、各地域（藩）がもっていた武力を中央政府に差し出し、地域の住民を護るという責任を統一国家が引き受けた。だから国家には国民を護るという重大な責任がある。国家が国民を護る権利を自衛権という。これは民主主義国家では政体を護ることにもつながる。そのために戦争が起これはそれは自衛権の発動としての戦争だから、正当な戦争とされてきた。

しかし国民国家の歴史を見ると、その国家が侵略のための戦争だと認めて行った戦争は一度もない。すべて自衛のためという大義名分があり、正義のために行われている。だから自衛の戦争とそうでない戦争という区別を認めることは、実際的には意味がない。

公正な第三者の判定者がいない状況では、国家が行う個別戦争の善悪を区別することは不可能である。この点ではアキナスの議論は今でも正当性を失っていない。

【国民国家と戦争】

人類の歴史は十九世紀の前半に国民国家を創る段階にまで到達した。いまわれわれが国家と呼んでいるものは、この国民国家である。だから国民国家が永久不変のものであれば、国家間戦争をなくすることはできない。

この問題を解決するには、国民国家を超越した視点が必要となる。

国民国家の誕生を一六四八年の、三十年戦争を終結させたウェストファリア条約に基づく、王に支配されたヨーロッパ各国の誕生に求める学説もあるが、国民国家の必須要件である「国民」あるいは「民族」としてのアイデンティティーは、この時にはまだ生まれていなかった。国民意識の盛り上がりをもった国民国家の出現は、フランス革命（一八七九）以後である。フランスに対抗するために英国も国民国家をつくり、これがヨーロッパの各国を刺激して、イタリア、ドイツと次々に民族を統一し、国民国家が形成され、アメリカにも波及し、南北戦争

難波紘二：生と死のおきて．溪水社

（一八六一～一八六七）により強力な連邦政府が出現し、ペリーを派遣して江戸幕府に開国を迫った。明治維新とは欧米に対抗して、日本に国民国家をつくる作業であったのである。だからアジアで一番古い日本という国民国家はわずか百三十年の歴史しかない。

現代生物学は、人類が普遍的存在であり、民族というのは生物学的根拠のない、架空の概念だと明らかにした。単一言語、単一文化、単一民族の集合体としての国民とは、国民国家が必要とした虚構だったということは、もうはっきりしている。また国民国家の理想を極限まで追求すれば、人類は、究極的には、狭い部族単位にまで解体することは、世界各地の民族紛争を見れば明らかである。

プラトンは国家の人口は三千人が最適と考えた。ニューギニア原住民の「国家」は数百人の国民から成り立っている。動物行動学者デスモンド・モリスは、「裸のサル」としての人間のつくりは、「一〇〇個体よりかなり少ない小さな部族集団のなかで、うまく作用するように設計されている」と述べている。ゲマインシャフトとゲゼルシャフトが、そのレベルでならうまく調和することを、われわれは経験的にあるいは本能的に知っている。

国民国家はヨーロッパが発明したもので、わずか二百年の歴史しかなく、もう寿命がつきたということは、EUがEU市民育成のための義務教育で採用している、「共通歴史教科書」にはちゃんと書いてある。

「国民国家」という国家は、迷信とは言えないにしても、幻想であることは間違いない。国家間紛争を武力によらないで解決することは可能であり、国際司法裁判所のような、国際的司法機関が設けられているし、いささか機能不全に陥っているが、国連のような機構もある。しかし今の地方自治体と中央政府の関係のように、国家の武力を世界が一元的に管理し、個々の国家は治安のための武力しかもたないような状況にならなければ、国家間戦争は廃絶できない。それは非現実的かと言うとそうでもない。ヨーロッパに誕生したEUを見ればよい。そこでは国民国家を廃止することを目標としている。つまりEU全体が新しい統一国家で、統一通貨、主権、共通法をもち、軍事力を統一運用することで成り立っている。これまでの政府は、国家ではなく、一種の自治政府になってしまった。だからヨーロッパ内部ではもう戦争が起こらなくなった。

アメリカ合衆国というのは、多くの人は日本と同じような国民国家だと思っているが、各州は独自の刑法や民法をもっており、それぞれの州が一つの国家で、外交権、通貨発行権などを連邦政府がもっていて、純粋な国民国家とEUの中間的性格をもつ国家である。しかしこれをつくることで、アメリカでは南北戦争を最後に州間戦争をなくしたわけである。

アメリカの憲法は作られて二百年以上経つ。建国時の憲法を、たびたびの修正は行ったが、現在も使っている。合衆国憲法は、今も生きている世界最古の憲法である。これが現代に生き、アメリカ合衆国は二十一世紀においてもその活力を失いそうにないのは、むしろこの国が、二百年以上前に国民国家に終止符をうち、ＥＵを先取りしていたからだ、という解釈も可能なのである。

アメリカ独立を導いた思想には、社会と国家を厳然と区別する考え方があり、「社会はどんな状態でも歓迎すべきものであるが、政府はたとえ最良の状態でも、必要悪にすぎない」（トーマス・ペイン）という考え方が根底を流れている。

【戦争の廃絶は可能か】

これらの前例があるので、戦争を廃絶するのは、まったく空想というわけではなくなってきている。

戦争を正しいとするのは国民国家である。戦争で相手を殺しても、とがめられないのは、国家がそれをとがめないからである。しかしひとたび国民国家自体が歴史的産物であり、一種の虚構であり、悪の根源であるという認識が成立すると、一つの国家がそれを正当だと認めても、すでに国民国家を超越した知的有機体（あるいは超国家）は、それを悪だとして、集団殺人者やそれを命じた国家指導者を罰することになるだろう。

旧ユーゴスラビアにＮＡＴＯ軍が空爆を行ったのは、そうした認識に基づいている。また戦争犯罪者の摘発も行われている。

東京裁判で日本の被告が（B、C級戦犯も含めて）、過酷に処罰されたと、今も日本人が恨みを抱いているとしたら、大きく変わろうとしている世界の潮流について、理解できていないためだと思われる。これは旧ユーゴ問題に対する欧米と日本の反応の差としても現れている。日本ではNATO軍のユーゴへの介入が「内政干渉」であるとして反対運動が起きた。「民族自決」という百五十年以上前の、国民国家がつくられたときのスローガンを、未だに信奉しているのが、多くの日本人である。

内乱や騒乱を鎮圧するために、警察力を超えた武力を現在の国民国家がもつのは正当である。また国際的な紛争が生じたとき、NATO軍や国連軍のように、国際協力の一環としてその軍隊を派遣するのは、正当であり、世界に責任ある国家としてやらなければいけないことである。

しかしそのような武力を自国の一存で、国境を越えて派遣するのは、つまり国民国家の戦争は、悪と言わなければならない。国民国家の戦争では、正義は勝った方にあり、負けた方は、いろいろ勝者から理屈をつけて罰せられるのは、避けられない。これはまた敗者の側の復讐心を生み、つぎの戦争を準備するもとになる。国家を法的人格と考えれば、私闘を禁じ、それを強制できる国際的権力をもつ以外に、国家の私闘としての戦争を廃絶する方法はない。

今のEUは戦争をして負ける相手国は、アメリカしかない。だから周囲の国とはもう戦争にならない。

こういう状態は、残念ながら、日本一国では、逆立ちしても不可能である。

日本はいつまでも国民国家のままでいることを考えているから、周囲の国と戦争になれば負けてしまう。だから「中国の脅威」、「北朝鮮の脅威」が唱えられる。そこで武力を強化し、国防の意識を強化することが必要だという、小林よしのりの「戦争論」がもてはやされるのである。日本がこのままでいくら軍備を強化しても、EUやアメリカを負かすことはできない。だから強大な軍隊をもつ意味はない。それなのにすでに日本の国防予算は、ロシアを抜いて、世界第三位になっているのだ。

日清戦争以来、日本はソ連（ロシア）を仮想敵国として、軍隊を建設していったが、実際は予想もしていなかった米軍と戦うことになった。国際政治の変転は予測できないから、あらゆる場合を考慮して、軍事力を強化しなければならないが、米国やEUとは戦えないのだから、実際的には日本は戦争ができないのである。このことははっきりと認識しておく必要がある。

日本に関して言えば、国民国家を止揚する地域的連合国家を、アジアを舞台としてつくるか、アメリカの五十一番目の州になるか、具体的選択肢はともかく、国民国家の廃絶を希求しなくてはいけない。

韓国に金大中という広い視野をもつ優れた大統領が生まれ、台湾に張水扁という世界の動向を認識した総統が生まれた現在では、アジア共同体を実現できる可能性は、一歩現実性を帯びたと言えよう。

戦争を起こせなくする方法は、国家を廃止する以外にもある。国境を越えて経済を融合させ、移民の自由を認め、その結果、国家の利害よりも民衆の利害の方が大きくなれば、戦争は起きなくなる。戦争状態に入ったら、輸送や通信が途絶えて、社会が崩壊するという事態を作り出せばよい。例えば電力は、大部分が中国やアメリカから来て、国内では三分の一しか自給できないという状況があれば、日本はもう自分の一存では戦争できない。

現在の日本のエネルギー政策は、自給自足ということにとらわれているから、とっくに欧米が見切りをつけた時代遅れの核エネルギー依存ということになる。しかも核兵器廃絶という理念と原子炉崇拝という理念とが、実際には矛盾しており、それは国際的には「精神分裂」としか見られていないということにも、気づいていない。

例えば、東海村原子力事故の一周年を記念した、ニューズウィーク国際版の記事には、「In Nukes we trust（我ら核を信ず）」という日本を皮肉った見出しがつけられている。米国の通貨には「In God we trust（我ら神を信ず）」と書いてあるのを、世界の読者は周知しているのである。

つまり人類は、もう国民国家や国家間戦争を廃止しようと思えば、それができるだけのノウハウはもっているので、後はそれに向かって努力するかどうかという点にかかっている。国家による殺人としての戦争は、廃止することができるのである。

難波紘二：生と死のおきて．溪水社

引用文献

（1）マルタン・モネスティエ『死刑全書』原書房、一九九六
（2）ベッカリア（風早八十二ほか訳）『犯罪と刑罰』岩波文庫、一九三八
（3）石井良助『江戸の刑罰』中公新書、一九六四
（4）吉田八岑『ギロチン―処刑の文化史』北宋社、一九九一
（5）長谷川伸『日本敵討ち異相』中公文庫、一九七四
（6）大塚公子『死刑執行人の苦悩』創出版、一九八八
（7）藤田久一『戦争犯罪とは何か』岩波新書、一九九五
（8）デスモンド・モリス（日高敏隆訳）『裸のサル』角川文庫、一九七九
（9）有賀　貞『アメリカ史概論』東京大学出版会、一九八七
（10）アルフレード・ヴァラダン（伊藤　剛他訳）『自由の帝国―アメリカン・システムの世紀』NTT出版、二〇〇〇
（11）歴史学研究会（編）『国民国家を問う』青木書店、一九九四
（12）フレデリック・ドルーシュ（木村尚三郎監訳）『ヨーロッパの歴史　第2版』東京書籍、一九九八、四〇八―四一一頁
（13）竹内靖雄『国家という迷信』日本経済新聞社、二〇〇〇
（14）トーマス・ペイン（小松晴雄訳）『コモン・センス』岩波文庫、一九四八
（15）佐々木隆二『死刑囚　永山則夫』講談社、一九九四

第十一章　フェミニズムの悪夢

これまで生命倫理という非常にまじめな問題を論じてきて、さぞかし頭が疲れたと思うので、ここではサービスしてSF的な話をしよう。非常に馬鹿馬鹿しく、非現実的と思われる話だが、技術的には決して不可能な話ではなく、現在の倫理による制約が消失すれば、いつかどこかで、誰かが実際にやってのける可能性のある話だと受けとっていただきたい。

現実の社会の「進歩」が激しいから、これくらい先のことを考えておかないと間に合わないのであるが、この問題をどう解くかは、読者の皆さんが自分で考えていただきたい。

【未来予測】

『これからどうなる21』（岩波書店、二〇〇〇・二）という本には、二十一世紀の予想について、二百人くらいの各分野の専門家が書いている。編集が悪くて、同じテーマがあちこちに飛んでいて読みづらく、また玉石混交だが、中には面白いものもある。百年後までを予想するのだから、もっと空想すればよさそうなものを、みんなあまり想像力がない。せいぜい数年から十年

難波紘二：生と死のおきて．溪水社

先のことしか言っていない。

海老坂武（関西学院大教授）によれば、夫婦と子供のいる「まともな」家族は現在六〇％を割ったそうである。子供のいない夫婦が三〇％、片親家族が一〇％という割合だとか。家族をもたない単独所帯は、所帯全体の二六％に達し、増えつつある。つまり所帯全体から見ると夫婦に子供がいるという「核家族」すら、もう半数を割っていて、所帯のノルムではなくなっている。で、二十一世紀には「独身主義者」の方が多数派になり、すると違った生き方をしたいというので、「結婚主義者」がでてくる。今度は彼らが、「その歳でまだ結婚したままか」、「まだ離婚しないの」などと、多数派の「独身主義者」からいじめられる時代になる、と予想している。

岸朝子（食生活ジャーナリスト）によると、二十一世紀の食は二極化するそうである。ひとつは袋派。かつては家族そろって食卓を囲み、「お袋の味」を味わっていたが、父親は残業、母親はパート、子供は塾で、食卓の団らんが消えた。家族で食事する機会は、日曜か祝日のファミレスか、袋入りのレトルト食品に代わった。外食に対して中食（なかしょく）といって、各自が好みの弁当を買ってきて、それを家で食べる家庭も多いそうである。つまり「お袋の味」から「お」がとれて、「袋の味」に代わった。この文化をもつ家庭は、親が料理を作らないから、子供も料理が作れない。もうひとつは男でも女でも、健康や楽しみから、食にこだわり、料理を自分でする人もでてくる。食材や調理法にもトコトン凝る。こういう風に、料理が作れない人と作る人に二分されるだろう、と彼女は言っている。

上野千鶴子（東大教授）がフェミニズムの未来を論じている。

フェミニズムには三つの波があると私は考えているが、彼女も同じような認識を示している。第三波フェミニズム（九〇年代以後）は「今まで見たこともない新しい景色を見せてくれる」という大きなパラダイムをもたないので、「第三波フェミニズムはまだ成立していない」と上野は言う。

ソ連崩壊の意味にやっと気づいたらしく、「社会主義とは資本主義の後に来るべき社会経済システムではなく、むしろ産業社会（資本主義でしょう、筆者注）のもうひとつのヴァージョンであった」と述べている。つまりこれは社会主義も帝国主義も、思想的には一つ穴のむじなである、どちらも間違った進化論あるいは進歩主義なのだ、という私の指摘と同じことを述べている。

「フェミニズムの行方を問うとき、フェミニズムが近代主義であったか近代批判であったかという了解の違いは、大きな分岐点になるだろう。そして個々のフェミニストも、かつて以上に手の届くものとなったシステムへの参加＝統合への選択肢を前にして、分岐していくことになるだろう。」

「近代主義フェミニズムは、地球上の一部の地域の一部の国家の一部の階級や集団においては女性のシステムへの完全な統合という課題を果たしたかに見える。それを近代主義フェミニズムのゴールと見れば、フェミニズムは一定の成果を獲得し、その歴史的使命を終えた、ということにもなろう」

これは、実質的に脱フェミニズム宣言だと受けとれる。

近代主義も近代批判も歴史的産物であり、近代そのものが終わり、第三の波に洗われながら脱産業社会へ、情報化社会へと突き進んでいるのが現代であり、未来はその彼方にある。

日本のインターネット利用者のうち女性はわずか一七％であり、古くさいフェミニズムでは男女の情報格差は広がり、女性は情報化社会の落伍者になるかもしれない。

マルチメディアの西垣通（東大社会研教授）が、『サイボーグのおへそ』というパロディを書いている。人工子宮が発明され、遺伝子操作したゲノムを入力すると、数ヶ月後にサイボーグの赤ちゃんが産まれるようになる。男と女の偶然的セックスによるよりも優秀な子供ができるので、男も女もこれに頼るようになった。

ところが真人類とサイボーグの違いは、天然のへそと星形のへその違いしかないので、区別のためみんなへそ出しルックをすることになった。そこで差別反対運動が起きて、結局へそ出しルックは廃止されることになった、そうである。

【自己と結婚する可能性】

もっと現実的なパロディをお話ししよう。西垣の言う人工子宮は無理だが、自己クローンの部分製作はたぶん二十一世紀には合法化されるであろう。再生医学は目下これを目指して頑張っている。これでガンになった肝臓を取り替えることも可能になる。自己全体の複製は禁止されたままであろうが、実行するものが必ず出てくると思われる。そんなに難しい技術ではないから。（昔、ヒトラーのクローンをつくり、ヒトラーと同じ環境を与えて、彼を再生させるプロジェクトを南米で進める、科学者を主人公にした映画があった。）

個人主義が徹底化すると、他人と結婚はしたくない、しかし安定したセックスはしたい、という男が必ず出てくる。すると男から女をつくることを考える。

その頃には、ゲイ同志が子供を産むのも当然の権利として承認されていて、腹膜に胎盤を形成させ、帝王切開で子供を産むことが可能になっている。授乳は、エストロゲンとプロラクチンを適当に注射すれば、男も授乳できる。男にも乳房があるから、男も子育てができる。エストロゲンを注射すれば、おっぱいは男でも大きくなるし、プロラクチンを注射すればミルクだって出る。

で、子供をつくるには卵子を女からもらわなければならないが、睾丸の精母細胞を卵子の代わりに使おうと考えるのが出てくる。遺伝子操作により、アンドロゲン・レセプター遺伝子を機能しなくした精母細胞を自分の腹膜に植えてもらえば、自分で自分のクローンを生むことができる。誰にも迷惑はかからない。自己決定権の延長である。

難波紘二：生と死のおきて．溪水社

産まれた子供はXY染色体をもち、遺伝的には自分と同じ男だが、表現型は女、しかもとびきりの美女になる。というのは、本物の女には少量の男性ホルモン（アンドロゲン）が副腎から分泌されていて、このため女にはどうしても男の要素がある。古女房にはひげが生えてくるが、あれは彼女のアンドロゲンのせいである。これのまったくないエストロゲン女は、XY女性という染色体異常の場合しか生まれないが、これがもっとも女性的で美人であることは、医学的あるいは歴史的事実である。

小野小町もこれだった、と産婦人科の医者の多くは考えている。膣はあるが、子宮はないから、二世ができる気遣いはない。男と男が結婚できるのなら、自分が自分と結婚できないはずはない。つまりこれは外在化されたナルシズムに他ならない。

こうなると男に尽くす、女の「自分」のほうが可愛くて可愛くて、とても本物の女なんぞにゃ、目もくれない。このカップルは話も趣味もよくあって、絶対に離婚ということがない。そりゃそのはず。どっちも自分なんだから。安定した家庭をもっているから、たちまちのうちに社会の上層部をしめるようになり、金のかからない本物の女と結婚するのは、貧乏人のみということになる。

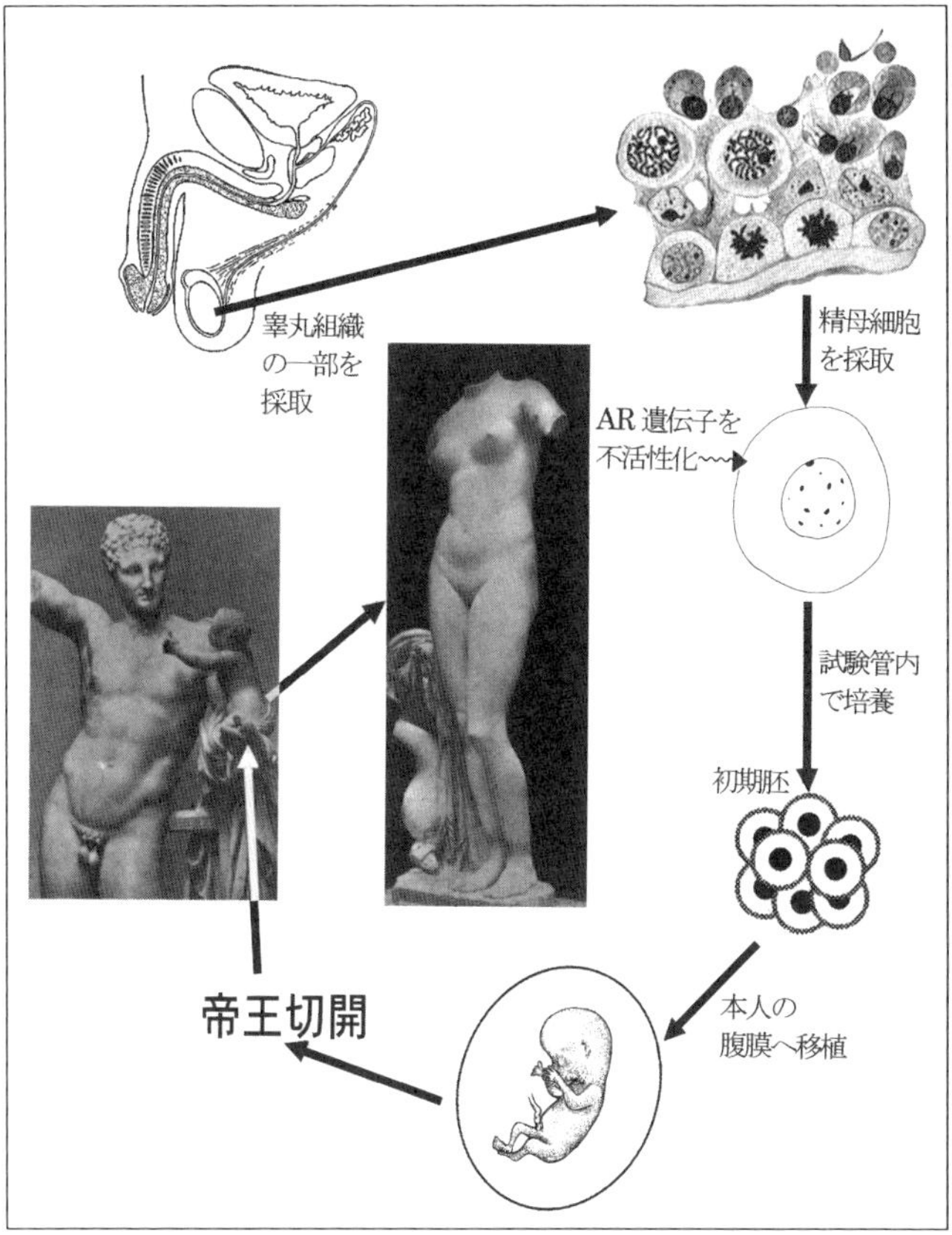

図７：クローン人間作製の仕組み

普通のクローンは、体細胞の核を、除核した卵子に植え込んでつくる。これは完全なクローンでなく、ミトコンドリアなどいくつかの重要な小器官は卵子由来である。精母細胞を出発点に用い、アンドロゲン受容体遺伝子を働かなくしておけば、男性から完全なクローン女性をつくることができる。ＡＲ：アンドロゲン・レセプター

難波紘二：生と死のおきて．溪水社

女の「自己」が育つには十六年かかるから、男は二十歳になると、子供を産む。十六年間は学校へ行かせたり、習い事をさせたりと、一生懸命に妻を育てるのに働く。『源氏物語』の光源氏みたいなもんです。大体まともな男は、四十歳頃に結婚する。四十前に結婚する男は、本物の女しかもらえない、甲斐性なしである。

くやしがって本物の女も、自分の細胞で男をつくろうとしたが、Y染色体がないので、どうやっても女しかできない。で、男女平等だというので、女に限り同性クローンをつくってもよいことになった。しばらくはレスビアンでカップルをつくったが、表現型がおなじなので、どうしても喧嘩になり、長続きしない。で、クローンの方が家出して、本物の男の方に一緒についてくれと言ってくる。

こうして男は、子供を産まない（産めない）正妻と、子供を産む側室とをもつようになる。すべて当事者が納得ずくのことであり、基本的人権にも公序良俗にもまったく違反していないし、男が子供をつくらないと、クローンの継代では遺伝子が悪化し、人類が滅亡するから、結局このシステムは、先進国が一様に採用するシステムとなった。題して「フェミニズムの悪夢」というお話である。

【クローン人間をどう受けとめるか】

肝心なことは、このシナリオでは、自己責任の原則、自己決定の原則、反社会的な行為をしない、納税などの市民の義務を履行する、などの要件はすべて満たされていることである。ひょっとしたらこの悪夢、現実になるかも知れない。

すでにクローン人間に関しては、米国で一九七八年に「ノンフイクション」をうたい文句にした著書が、ある科学ジャーナリストにより出版され、議会の下院で真偽をめぐって委員会調査が行われている。

クローン動物の作製は「ショッキングなほど簡単であった」。多分、人間の体細胞クローンも同じだと思われる。すでにSFの世界では、ヒトラーの残された皮膚からヒトラーを再生させる試みが、描かれている。

さらに、米国で著明な生物進化学者で、『利己的な遺伝子』で知られるリチャード・ドーキンスは、クローン人間をつくりたいと公然と態度表明しており、つぎのように述べている。

「民主的で自由な世の中を望むなら、誰もが納得する理由がない限り、他人の希望を妨げるべきではない。ヒト・クローニング（クローン人間）についても、それを求める人が出た場合、禁止を主張するにはクローニングが誰に対してどんな害があるのか、明示する責任がある」

試験管ベビーについては、多くのケース・スタディーにより親子の愛情や本人の精神的アイデンティティーに問題がないことがすでに明らかになっている。従って、人間の感情という面では、クローンとそのオリジナルの関係は、「親と子」の関係に近いものになり、さしたる問題は起こらないだろう、というのがドーキンスの主張である。

難波紘二：生と死のおきて．溪水社

肉親の愛は、遺伝的親子関係で成立するものではなく、心理的親子関係は幼少時の「すり込み」によるものだということは、ノーベル賞をえたローレンツの研究が明らかにしている。またスウェーデンなど伝統的な婚姻関係がなかば崩壊し、血縁によらない新しい家族が誕生している社会でも、このことは確認されている。ドーキンスの主張にはかなりの説得性があると言うべきだろう。

【倫理学者へのメッセージ】

第一章で触れたように、倫理学者の加藤尚武は、日本で最初に生命倫理学に取り組んだ一人である。多くの著作があり、私もそれから学ばせてもらった。その意味で感謝しているし、尊敬もしている。

しかし彼の最近の著作（『脳死・クローン・遺伝子治療』）には、いくつかの点で間違いがあり、かつそれが彼の立論に大きなウェイトを占めていると思われるので、ここで批判しておきたい。言うまでもなく個人的な批判ではなく、彼の言説の与える影響の大きさを考えて、倫理学者の代表としてターゲットになってもらう。

加藤尚武はこの本のなかで、「自由主義の倫理学の限界が目に見えている」と述べ、アキナス＝デカルトの心身二元論、とミルの自由論、の上に成立している「人格論」や「自己決定論」では、生命倫理が直面しているさまざまな問題を解決できない、と主張している。これらの原理の上に、問題は解決されるしかない、というのが私がこの本で一貫して主張してきたことである。だから、それが読者に納得のいくものであるかどうかは、また別の問題であるが、著者としては加藤の主張に反論しておく必要がある。

彼は、生命倫理が直面している困難として、つぎの四つの問題をあげている。

第一は、「自己決定還元主義」はほとんど意味をもたなくなる。つまり本人だけでなく、家族や血縁者の発言権が増してくる、というのである。

これは具体的には、胎児の遺伝子病治療に際して、「本人」である胎児には自己決定できないから親が決定する、だからそれは「自己決定還元主義」ではない、というのである。

これがどれだけ馬鹿げた議論かは、第七章を読まれた読者には、明瞭であろう。それに携帯電話社会が実現しつつあるものは、個人と個人がネットワークをなす社会であって、伝統的な血縁家族とか親族というものは、崩壊していくのである。個人が自分で考えて、決断しなければならなくなる局面は、今よりもはるかに増加するのである。

第二は、これまでの生命倫理は、「判断能力のある成人」という患者を対象としていたが、これからは受精卵や胎児や新生児などが対象となる医療が増えてくるので、これが適応できなくなる、というのである。それは加藤らがアメリカから輸入した「狭い」生命倫理学がそうであったので、英国で提起され、ポッターが構想した生命倫理は、はじめからこうした問題も含めた広い視野をもっていた。行き詰まったのは加藤の生命倫理学であって、生命倫理学それ自体ではない。それに人格論では、受精卵、胎児、新生児を独立した人格とは認めておらず、このような「人」に対して、親あるいは親権者がそれを代行することは、民法や児童福祉法などの既存の法律がすでに定めており、それらと矛盾しないのである。

第三は、選択的中絶の問題であり、この許容限度を非常に広くとれば、法律的には現状のままで、出生前の選択の可能性が限りなく広がっていく、と危惧を表明している。倫理学者の仕事は、危惧を表明することでなく、解決の方向性を示すことである。危惧があることは、素人でもわかっているのだから。

第四は、「少数者問題」で、対費用効果という観点から、研究対象や治療対象が選択されれば、稀な病気の人は、おいてけぼりをくう可能性がある、というものである。

これは別にいまにはじまったことではない。医療が広い意味で市場経済に支えられている限り、この問題は常にある。製薬会社は安くてよい薬があっても、儲からないならつくらないし、病人が少ない病気の治療薬は、海外によい薬があっても、日本で治療薬として申請しようとしない。その背景には、厚生省の薬事行政の問題も絡んでいるが、いまは論じない。

この四つの主張を読むかぎり、どうして加藤が「自由主義倫理の限界」などという結論を導き出したのか、まったく納得がいかない。

加藤は、「相互主義」の論理では「自己犠牲の論理」が欠落する、と主張している。確かに相互主義は、倫理の基礎として重要である。しかしキリスト教倫理では「相手のためにつくす」という考え方は、その黄金律として存在している。また他の偉大な宗教にもすべて含まれており、相互主義と自己犠牲とは互いに相手を排除するものではない。

さらに「自己犠牲」という高い道徳性の発露は、人間だけでなく動物にも見られ、ダーウィンはこの問題の議論に多くのページを割いている。またドーキンスの「利己的遺伝子」説は、これを見事に説明している。そしてドーキンスが、クローン人間の支持者であることは、この前の項で述べた。

さらに加藤の論理には、奇妙なところもある。彼は梅原猛の「脳死を人の死とすることへの反対論」に対して反論を行っている。その論理は、簡単に言えば、人の死を判断する判定法として、「脳死」と「心臓死」がある、梅原は「脳死は死ではない」と主張しているが、これは死を判定する方法としての脳死と死そのものとを混同するという論理学的な間違いを犯している、と批判している。確かに論理の形式としてはそうなるが、梅原の主張の核心は、「日本人は古来心臓死をもって人の死としてきた。それを急に脳死をもって人の死に変えるのはよくない」というものであり、この言説の内容を歴史的事実に照らして吟味しないと、本当の批判にはならないだろう。本気で反論するのなら、梅原が依拠した事実のレベルまで降りていかなければいけないのである。

難波紘二：生と死のおきて．溪水社

最後に「正常と異常」についての加藤の議論にふれる。

彼の正常と異常についての概念は、大いに混乱している。

性転換手術の問題を議論するに際して、彼は「異常な状態を正常な状態にするのは正しい医療行為であるが、正常な状態を異常な状態にするのは正しい医療行為ではないというのが常識である」と述べている。これは間違いである。

医学においては、「正常」はノーマル（normal）の、「異常」はアブノーマル（abnormal）の訳語である。これは統計学における正規分布（ノーマル分布）の概念から来ていて、ある集団のなかで多数を占めるものが正常であり、少数を占めるものが異常であると定義されている。正常と異常という概念それ自体には、良いとか悪いという価値判断は含まれていない。これは医学だけでなく、生物学でも同様であり、一般に科学者はそのように教育されている。民主主義社会において、少数意見が尊重されるのは、異常＝悪ではないからである。今日の少数派は明日の多数派なのである。

解剖学では、小さな異常をアノマリー（anomaly）という。機能的に不都合を生じない血管の異常などをさして用いている。これにも「奇形」というまずい訳語をあてているが、医師はだれも、それが悪いなどと思っていない。検索の精度を上げていけば、人体は異常だらけである。ただ大きな解剖学的異常は、美観とか機能の上で不都合をともなうから、治療の対象となる。それも医師が勝手に行うのではなく、患者の依頼があってはじめて行われることである。

つまり、異常と正常のどちらがよいかを判断する基準は、医学や生物学のなかにあるのではなく、社会にあるのである。

だから性転換手術や同性愛などの倫理的問題は、異常か正常かではなく、性のアイデンティティーの問題として、心理学的、倫理学的、あるいは宗教的など、他の分野の知識を動員して、総合的に論じなければならないのである。

むしろ問題は、倫理学がノーマル、アブノーマルという言葉について、正常、異常という、あたかも価値判断を含んでいるかのごとく受けとられやすい訳語を、徹底した概念批判なくして、安易に受け入れているところにあると、私は考える。

引用文献

（1）岩波書店編集部編『これからどうなる21』岩波書店、二〇〇〇
（2）デイヴィッド・M・ロービック（近藤茂寛訳）『わが子はクローン』創芸出版、一九九九
（3）アイラ・I・レヴィン『ブラジルから来た少年』早川書房、一九八二
（4）マーサ・C・ナスバウム、キャス・R・サンスタイン（中村桂子、渡会桂子訳）『クローン、是か非か』産業国書、一九九九
（5）加藤尚武『脳死・クローン・遺伝子治療』PUP新書、一九九九
（6）石浜淳美『セックス・サイエンス』講談社ブルーバックス、一九八六

第十二章　情報化社会と研究倫理

これまで、生命倫理が問題となる個別的な問題について、主に基本的な理論的考察を行ってきた。

またこれらの、かつては考えられもしなかったような問題が生じてきたのは、科学技術の著しい発展の結果、情報・技術革命が生じ、そのために、産業革命がつくりあげた、既存の価値観や倫理観が崩れはじめたせいであると、説明してきた。

【新しい社会の出現が要請する倫理】

このように情報・技術革命が進行した結果として生まれる新しい社会を、情報社会とか脱産業社会と呼ぶ。現在はそれへの過渡期である。

実はここで、これまでの社会にはなかったか、あるいはほとんど問題とならなかった、新しい問題が生まれてきている。

それが研究者や学者の、知的誠実さあるいは研究の倫理と呼ばれる問題である。これは大学や公的研究所にいる人たちだけでなく、広く企業内の研究者や技術者にも当てはまる問題だが、税金で研究を行っている公的研究者にいっそう厳しく当てはまることは、言うまでもない。それを、ここでは簡単に「研究倫理」と呼ぶことにしよう。

現代社会では、毎日おびただしい量と質の情報が発信され、個人のもとにいやおうなしに届けられる。また個人も、有線電話や携帯電話、ＦＡＸなどの機器を使い、あるいは毎日多数の人と接触することで、やはり多量の情報を発信している。またインターネットの世界をのぞいて見ると、コンピュータがつくり出した「仮想空間」に、ありとあらゆる言語で、ありとあらゆる情報が詰まっている。「検索エンジン」と呼ばれる、情報検索ソフトを起動し、適当なキーワードを用いて検索すれば、必要な情報が瞬時にして、入手できる。

便利な時代になったものだと思うが、まてよ、それらの情報が「本物」であるという保証は、どこにあるのだろうか？　現実の社会には、「ぼったくり」と呼ばれる、追い剥ぎのような風俗店がある。「安い」とか「きれいな子がいる」という呼び込みに釣られて入ったら最後、客は法外な料金を請求されて、ぼったくられてしまう。また広告を見て、商品購入のお金を送ったが、届いたものは広告とは似てもにつかない粗悪品だった、ということもある。あるいは節税にマンションを買えとか、実質年利回りが二〇％にもなる投資に乗らないかとか、危ない勧誘はいっぱいある。

難波紘二：生と死のおきて．溪水社

こうした現実社会にある落とし穴や甘い罠は、コンピューターのなかの仮想空間にもある。それどころか相手が現実にそこに存在しているという保証はないから、危険性はもっと高い。

【産業社会が生み出した科学者倫理】

産業革命が起こる前は、人もモノもほとんど移動しなかったから、偽の情報で普通の人が騙されて、大損をしたり、大恥をかいたりということは、まずなかった。つまりこの社会では、発生する情報が少なく、従って偽情報の発生数もすくなかった。また情報の伝達速度はきわめて遅かったから、その間に人々は十分それを吟味することができた。これが社会のチェック機構として作動していた。

産業革命以後になると、情報の産生数は増加し、それにともなって偽情報の発生数も増加し、その伝達速度も速くなってきた。新しい情報は、主に科学者や医学者が生み出したものである。次第に科学の専門化が進み、一人の科学者がすべての知識あるいは情報を吟味するのが不可能になってきた。また新しく得られる情報は増加し、一種類の雑誌では収録できなくなってきた。こうして十九世紀の終わり頃には、科学の専門誌が出現し、それぞれの領域で専門家が誕生した。

もともとサイエンスという言葉は、ラテン語で知識や学問を意味するスキエンチアという名詞に由来しているが、それはスキンドという動詞からきた言葉で、「分割する、細分する」という意味である。精神分裂病を意味するスキソフレニアも同じ言葉から派生している。だからい意味だけを含んでいたわけではない。

科学者という言葉には、本来は「偏った知識の持ち主」という意味も含まれていて、決してよい意味だけを含んでいたわけではない。

次第に専門的な科学者が増えてくると、なかにはいかがわしい人物も出てくる。そこで、生み出され科学者の世界に発信される情報が、本物であるかどうかを吟味する必要が生まれてきた。ことに新情報が、実験により生み出された場合は、それを科学者の社会が受け入れるための条件を、科学者たちは経験知により確定していった。まず、その「新情報」は、論文として詳しく、科学の雑誌に発表されなければいけない。同僚科学者たちは、新聞発表によってではなく、雑誌に掲載された論文を詳しく検討し、あるいは発表者に手紙を書いて、論文の「別刷」を送ってもらい、それを検討して、内容が真実かどうかを判断する。また、科学者たちは「追試」により、その真偽を確認するという態度をとった。つまり第三者がその実験を行ってみて、その通りの結果がえられるかどうか、言い換えると「再現性」があるかどうかをお互いにチェックしあった。

これが大体、一九四〇年頃までの、世界の科学者の常識であった。

ところが、第二次世界大戦が終わり、平和になり、科学者の本格的活動が全分野にわたり展開されはじめると、世界で生産される論文の数は、急激に増えはじめた。それはほとんど指数曲線（対数カーブ）を描いて、増加していき、四〇年後の一九八〇年頃には、四〇倍にも増えた。

科学者が研究を続けながら、これらの論文に眼を通すのは数に限度がある。私は、二年の留学中に、およそ三、〇〇〇本の論文を読み、そのすべてをカード化し、要旨を記入したが、それでも自分の専門分野の主な論文（過去のものを含め）に眼を通せたにすぎない。三〇年後の今日では、もっと発表論文数は増えており、もはやパソコンを使っても、そのすべてを読むのは不可能である。

難波紘二：生と死のおきて．溪水社

このような事態が起こりはじめたとき、科学者たちは、「ピア・レビュー制度」あるいは「レフェリー制度」という方法を導入した。ピア（peer）は「同僚」とか「同じ資格をもつもの」を意味している。雑誌に投稿された原稿を、その分野の専門家からなる「査読委員会」があらかじめ眼を通し、実験の手順や結果の解釈に間違いがないかどうか、過去の論文が正確に引用されているかどうか、得られたデータからは言えないような「新説」や「奇説」を唱えていないかどうか、などを審査するのである。その結果、論文は却下されたり、書き直しを命じられたりする。私にも経験があるが、超一流の専門誌が無修正で論文を受理することはまずない。

このシステムのおかげで、英国の科学週刊誌「ネイチャー」に掲載される論文などは、極度に圧縮された表現で、科学的新知見を正確に読者に伝えることができている。例えば、ノーベル賞をもらったワトソンとクリックの有名な「ＤＮＡの二重らせん構造モデル」の論文は、「ネイチャー」に掲載されたが、A４版の雑誌のわずか二ページを占めるにすぎない、短いものである。

今日、自然科学や医学の論文が掲載される雑誌で、国際的に名の通ったもので、レフェリー制度をもたないものはない。日本国内の雑誌でも、自然科学や医学関係の学会が発行している雑誌はすべて、この制度を採用しており、それぞれ「採択率」を公表している。採択率一〇〇%の雑誌は、定員割れを起こしている大学の入学試験のようなもので、どのような質の論文でも、実質的にフリーパスということであり、制度は有名無実である。会費により出版されている学会誌と異なり、出版社や新聞社が発行している「商業雑誌」は、読者が買ってくれなくてはいけないので、「有名な」学者に原稿を依頼する、という編集方針をとっており、レフェリー制はない。編集者の見識だけが頼りであり、このためずいぶんいい加減な論文を掲載している雑誌もある。その代表が、岩波の「科学」である。(その証拠は、「東北原人」関係の論文をいくつも掲載したことである。たぶん論文の撤回も行わないのではないか。)

【情報化社会が必要とする新しい倫理】

さて、一九八〇年代に、世界の科学者や医学者の数は、著しく増加し、その論文生産数もおびただしくなった。すると科学者の間でも、先陣争いや研究費の獲得競争や、よいポジションを求めての競争が激しくなってくる。競争に勝つためには、研究費(欧米では、研究費で人を雇うことができる）だけではなく、素早い情報（新しい機械、試薬などについて、相手の研究の進み具合などについて）が必要である。科学が素晴らしい成果をあげるにつれて、科学者がえる収入や栄誉は増大してきた。競争に勝ち抜き、栄冠を手にするためには、一流の雑誌に、沢山の論文を発表しなければいけない、それが競争のルールとなってきた。

こうなると、一部の科学者たちが自らの良心を裏切り、社会の信頼を踏みにじり、実験データを操作したり、あるいはデータを改変したり、他人のデータを剽窃したり、さらには架空の実験をでっちあげたり、ということをはじめるのは、今から振り返ると、時間の問題であった。科学者の研究上の不正は、これまでにもあった。科学史の専門書を読むと、ニュートンや野口英世の論文にも、不正が認められるという。どの世界にも、功名心にとらわれて、あるいは欲に目がくらんで、不正を行うものは、一定の割合で存在する。

しかしかりにその比率が一定であるとすると、生産される情報の総量が少ない社会では、社会に内在する安全弁が作動し、間違った情報が与える被害は、少なくてすむ。しかし情報量が飛躍的に増大し、急速に伝達される社会では、同率の発生でも、間違った情報の絶対数は著しく増加し、それにともなう被害も増大するのは、当然のことである。けれども八〇年代に生じた科学社会の変化は、いわば構造的に科学者に対して、捏造してでも論文生産数を増やす、という圧力をかけるものだったのである。当時、米国の科学者社会で、広くささやかれた格言がある。それは「パブリッシュ・オア・ペリッシュ（出すか、出されるか）」という言葉で、論文を出版するか、それとも研究室から追い出されるか、という厳しい研究環境に科学者がおかれていたことを示している。

【頻発する科学者の不正】

実際に一九八〇年前後に、米国では、科学者に対する信頼を根底からゆるがすような、研究上の不正事件が多発した。そのいくつかを簡単に述べる。

アルサブティ事件（一九七八年発覚）　ヨルダンで内科と外科を修得したエリアス・アルサブティが、ヨルダン王家の援助で、一九七七年米国に渡り、以後テキサスのMDアンダーソン病院など米国内の有名な癌研究所で、研究員として働き、約六〇編の論文を発表したが、そのことごとくが他人の論文のデータや、文章の盗用であった。

調査の結果、アルサブティはイラク人で、イラク政府を騙し、国外に逃亡し、ヨルダン王家に接近した山師であることが判明した。

この事件では、「性善説」に立っている科学者の社会が、いかに詐欺師に騙されやすい体質かということが明らかになった。また科学者の間の横の連絡が悪く、アルサブティは不正がばれると、辞めては他の研究室に移って、同じことをやっていたことも明らかになった。

難波紘二：生と死のおきて．溪水社

スペクター事件（一九八一年発覚）　コーネル大学の生化学の大学院生・スペクターが、二年間にわたり、癌細胞の研究において、「天才的な」成果をあげ、「ノーベル賞受賞間違いなし」と言われていたが、それは自分のたてた理論に合うように、タンパク電気泳動装置に小細工しておき、望むとおりの実験データが出るようにしていたためであった。

細工は簡単で、本来分析するタンパク分子は、反応液中に含まれている放射性同位元素P^{32}で標識されるはずなのに、予想されるタンパクの分子量と同じ分子量をもつ別のタンパク質を用意し、これをI^{125}で標識し、検体をすり替えていた。放射性沃素はタンパク質に簡単に結合する性質があり、これを利用したのである。

電気泳動では、タンパク質がその重さにしたがって細いテープの上に、縞をつくって並ぶ。それがタンパクの地層である。スペクターは、予定される地層に、偽の石器を並べたのである。このため彼は、実験をしているところは誰にも見せなかったし、生のテープも見せず、フィルムに感光させた写真だけを見せた。

これだと感光源が、燐か沃素かは、誰にも判定できない。発覚は、不審に思った同僚が、ガイガーカウンターで生テープをカウントしたら、燐とは思えない、強い反応が検出されたことが、きっかけとなった。（P^{32}はベータ線を出しエネルギーが弱いが、I^{125}はガンマ線を出すのでエネルギーが飛躍的に強い）この事件には、未解明な点が多く、スペクターのその後も不明である。

ジョン・ロング事件（一九八〇年発覚）　ハーバード大学医学部を卒業したロングは、一九七〇年からマサチューセッツ総合病院でレジデントを勤め、その間に有名な癌研究者の下で、「ホジキン病」という病気の患者から、これまでほとんど成功した学者がいない、この腫瘍細胞の培養株を樹立するという成果をあげた。

七四年から一年間、ワシントンの陸軍病理学研究所で兵役を務めたのち、ハーバードに戻り、凍結保存してあった培養株を用いて、この病気に関する新しい発見をつぎつぎと行った。まもなく彼は助教授に昇進した。

発覚は、自分の休暇中にロングが行ったという実験に、不審を抱いた研究助手が、生データが載っている研究ノート（「ログブック」という）を調べたら、捏造の証拠が見つかったことだった。調査委員会がつくられ、調べたところ、「人間の細胞」だとされていた培養株は、実際にはサルの細胞だった。ロングは故意にすり替えたのではなく、試験管がサルの細胞により汚染された結果だと主張した。（培養細胞では、他の細胞による汚染は、よく起こる現象である）しかしその他の点については、データの捏造を認めた。ＮＩＨ（国立保健衛生研究所）はロングの研究に、八〇万ドル以上の研究費を支給しており、議会でも大きな問題となった。

この事件では、ハーバード大学医学部卒業というアメリカの超エリートが十年近く不正を行ってきていて、それがまったく周囲に感づかれなかった点が、社会に大きな衝撃を与え、「エリートに甘いエリートたち」という批判が起こった。また問題の細胞の染色体写真は、二つの超有名科学誌の表紙に使われており、動物細胞の専門家が見れば「人間の細胞でないことは、一目でわかる」はずだった、ということも指摘された。

事件後、ロングは研究者をやめ、中西部の町で病理開業医（米国では病理医が開業できる）になった。彼のその後を、私も注目していたが、数年前に、ある病理標本を誤診し、患者の追及をおそれ、「誤診」がなかったように見せかけるために、標本をすり替えたことが判明し、医師免許証を剥奪された。彼は最初、研究者資格を失い、ついで卒業後三十年近く経って、医師資格を失ったわけである。このことから見ると、「ハーバード卒のエリート」が不正を行ったのではなく、「不正を行う性格をもった人物」がハーバードの医学部に入れた、という点が問題になるだろうと思われる。

そのほかにも多くの「欺瞞（fraud）」が、科学のすべての分野で生じているが、ここでは私が比較的よく知っている医学の分野で八〇年頃に生じた主な事件を取り上げた。これらは米国の事件であるが、他の国でも同じような事件が多発しており、日本も例外ではない。ただ日本国内の場合、表沙汰になるケースが少ないだけであろう。実際に、ＯＲＩの「報告書一九九五」には、ダナ・ファーバー研究所に留学した日本人医師が、データ捏造で摘発された事例が掲載されている。この研究者は現在でも日本のある大学で研究者として働いているようだ。

これらの欺瞞論文は、厳重な審査制度をもつ、超一流の専門雑誌に発表されており、このことから審査制度は「良心なき科学者」の前には無力であると、判断された。実際ある雑誌で、掲載を拒否された質の悪い論文でも、ランクを落とせば、結局どこかの雑誌に掲載されるのである。「ダルシー事件」という、やはり捏造論文をつぎつぎと医学雑誌に発表した事件があるが、これを調べていて、捏造論文のいくつかは、日本の英語医学誌に発表されているのを見つけた。これらはいずれも東日本の大学紀要で、審査が甘いことで知られている。

【科学者警察（ORI）の誕生】

さて、このような衝撃的な事態に、米国では議会の政治家たちが動いた。その中心は、民主党のアルバート・ゴア（後の副大統領）とエドワード・ケネディである。この結果、米国では法律が制定され、政府が研究費を出す条件として、科学者の不正に対して、疑いを抱いた同僚やその施設に通報の義務があること、調査は研究費を出す機関とは別個の機関が行い、通報者の保護と徹底した「捜査」を行い、被疑者同席の上で査問会を開き、本人が認めた場合には、研究費の支給停止などの懲罰を行うことが、一九八三年に定められた。その後いくつかの改正が行われ、現在ではＯＲＩ（Office of Research Integrity:「研究の誠実確保局」とでも訳そうか）という部局が設立され、科学の世界におけるＦＢＩのような存在になっている。調査結果と処分は実名入りで、インターネット上に公開されている。従ってここに摘発されたら、研究者としての生命は、実質的に終わりである。

難波紘二：生と死のおきて．溪水社

このため米国では、科学者による意図的な捏造事件は、ほとんど姿を消した。高度情報化社会における偽の科学情報発信を防ぐために、米国はいろいろな対策を講じているが、研究者倫理の問題については、ＯＲＩの創設で、一応の解決を見たと言えよう。しかし医師免許保持者による医療上の悪徳は、私的行為であり、これに対しては妙案がなく、依然として問題として残っている。米国の例ばかりをあげたが、ドイツでも「ヘルマン事件」と呼ばれる、戦後最大と言われる、癌研究者の不正事件が発生している。

一般に社会はその基本的性格に従って、刑罰を定める。重農社会では、農地や水に対する不正は、ときに死刑をもって罰せられる。重商社会では、通貨偽造は重罪である。全体主義社会では、元首に対する冒瀆や体制批判は死刑である。刑法を見れば、その国の本質が見えてくる。

情報化社会では、偽情報の発信が倫理的にも、法律的にも罪に問われるのは、当然なのである。他のコンピュータに不法に侵入し、情報を操作するハッカーも同様である。映画「二〇〇一年宇宙の旅」のシナリオを書いたＳＦ作家アーサー・Ｃ・クラークは、「情報化社会においてはハッカーは死刑に処すべきだ」と述べている。むしろそのような厳しい態度をもつ社会でなくては、健全なネット社会を築きえないのではないかと思われる。

ところで、実験科学の多くでは、サンプルについていろいろな測定を行うので、実験が終わったときには、サンプルは消滅していて、測定結果だけが残る場合が多い。論文では、生データを処理してえられた、グラフや表が用いられ、他人の眼に触れるのは、これらの二次情報と文字テキストだけである。この仕組みのなかに、実は研究者が捏造の誘惑にかられる最大の理由がある。捏造までいかなくても、沢山の測定値のうちから、都合の悪い測定値を取り除いたり、数値を丸めたりする、いわゆるトリミングは案外広く行われているようだ。これも厳密には不正である。論文の二重投稿は自然科学では絶対に許されないが、文科系では日本ではかなり行われているようだ。その例は本書の「はじめに」でも指摘した。

私が専門としている病理形態学では、実験の結果がすべて標本として残る。実験が終わっても捨てられないから、標本ケースは増える一方である。誰かが標本を見せてくれと言ってきても、いつでもそれに対応できるわけである。だからこのようにモノが残る分野では、捏造は大変難しいし、やってもすぐばれるから、誰もやろうとしない。

医療においてカルテなど診療記録の保存が義務づけられているのは、そのためであるが、それが効果を発揮するには、「診療記録の開示義務」と抱き合わせでないと、ただ保存しておくだけで、見られる恐れがないのなら、ほとんど不正予防効果がない。

モノが残らない実験科学についても、材料の一部を保存することが米国では義務づけられるようになった。これならデータが捏造されていても、すぐに調べ直すことが可能である。一旦疑われたら、この材料を提出し、他の機関の測定を受けなければならないのだから、まず捏造

難波紘二：生と死のおきて．溪水社

しようという意欲をくじいてしまう。ナポレオンは「ひとは一つの嘘を本当にするためには三十の嘘をつかなければならない」と言ったが、架空データを本物に仕上げるには、サンプルの偽造、ログブックの偽造、関係者の口裏合わせ、仕入れ伝票の偽造などなど、膨大な作業が必要となる。しかし医薬品開発の安全性や食品の安全性を確保するには、このような規制が必要になるわけである。

考古学の場合でも、「原人の生活跡」を発掘したのなら、半分は掘らずに、そのまま残しておけば、疑惑が生じた際にすぐに第三者が検証できるし、あるいはそのような措置があらかじめ義務づけられていたら、ひょっとして「東北原人」は発掘されていなかったかも知れない。

本来なら死刑に処されてもおかしくない犯罪を犯した人物に対して、「氏」という敬称をつけて報道している日本のマスコミの態度が、私にはどうも納得がいかない。

【インターネット空間の倫理】

ところで、一九九三年にインターネットが発明されて以来、情報発信の新たな空間が誕生し、それは急速に拡大し、その種類と量も飛躍的に増大し、今も成長しつつある。インターネットの始まりについては、ティモシー・バーナズリがWWWブラウザを開発した一九九一年あるいはイリノイ大学で「モザイク」というブラウザが作られた一九九三年の二説があるが、ここでは画像とテキストが同じページで見られるブラウザであるモザイクの誕生年をもって「発明年」

としておく。

ネット上には沢山の「掲示板」、「談話室」あるいは「フォーラム」などという名前の、意見交換や交流の場があり、さらに一定の問題に対して、ネット市民が示すさまざまな反応がある。例えば、一九九九年夏に生じた「東芝ＨＰ事件」を想い出してもらいたい。東芝製のビデオレコーダーの不具合に対するメーカーの応対に怒った一人の市民が、ことの顚末を自分のホームページに公開し（応対の録音まであった）、これに対して短期間に二〇〇万件を超えるアクセスがあった。その結果、メーカーは当初の姿勢をあらため、副社長がこの市民に面会し、謝罪した。このようにネット空間が、新しいひとつの世界を形成してくると、今度はそれを研究対象にする研究者が出てくるのも、当然である。

また、ネット空間では、かなりの人が、「ハンドルネーム」と呼ばれている、仮名を用いて発言したり、交信したりしている。いわば匿名の社会である。人はそこでは「別の人格」になりすますことができ、それがまた仮想空間の魅力となっているところもある。

ネット空間を利用して、雑誌が発行され、学会の案内が行われ、学会の演題申し込みが受け付けられ、発表もそこで行われるようになってきている。また上記の「フォーラム」も国際的なものが沢山できつつあり、英語で会話が行われている。

この仮想空間で、私がいま直面している問題は、つぎのようなものだ。

私は日本全国の有志からなる病理医のネットワークに加盟し、「フォーラム」で意見交換を行っているが、その多くは若い人であり、当然無名であるから、私は個人的に知らない。（もちろんこのネットにはハンドルネームは通用しない。全員実名である。）しかし、彼らが述べる職場での苦境や不満はどの程度客観的な真実なのであろうか？　私は、それをどうやって判断したらよいのであろうか？　証拠もなしに取り上げて、アクションを起こせば、私は落とし穴にはまるのではないだろうか？

また中国やバングラデッシュから届いた、見も知らぬ病理医（それが本当かどうかさえ、確かめる手段はないのだ）からの、政治的迫害の訴えや留学の希望を、どのように受けとめたらよいのだろうか？

ハンドルネームの使用が許されている「広場」での意見には、どの程度の信頼性があるのであろうか？　ここではしばしば同一人物が、二つ以上の名前をもっている場合がある。それが四方山話や、無害な話ならともかく、科学の信頼性に関して議論が行われたり、科学的情報の発信が行われたりする場合に、それが虚偽だったり、錯誤だったりした場合の責任は誰が負うのか？

これらの匿名発言のなかには、面白い発想や貴重な情報が含まれていることもある。また「旧石器遺跡捏造事件」に対しての一般市民の批判に対する、考古学者の反応の時間的変化など、社会心理学や行動科学の立場から見ると、非常に貴重なデータもある。それらをすべて記録し、適切な解析を行い、論文として発表することは、許されるのだろうか？　実名がわかっている人については、同意が必要なことは当然として、匿名の人物から了承をえるにはどうしたらよいのだろうか？　二つのハンドルネームで発言している人は、二人の個人と見なすべきなのだろうか？

これらは広い意味で「ネット倫理」あるいは「ネット市民（ネチズン）倫理」に属するものだが、科学のメディアが徐々に、印刷媒体から、ネット媒体に移りつつある現状では、「研究者倫理」としても考慮しなくてはいけない、重要な問題になりつつある。

この点についても、米国は一歩先を進んでいて、一九九九年六月に、米国科学振興協会とＮＩＨが中心になって、ワシントンでワークショップを開いている。そこで扱われたのが、私がここに述べたような問題である。つまりこのワークショップでは、「インターネット上の人間を対象とした研究にともなう法的、倫理的問題」が議論されている。この会合には、倫理学、心理学、教育、法律、科学行政、情報科学などの専門家が集合し、問題を多角的に検討している。

具体的な結論はえられていないが、「責任あるネット研究」を推進する点では、全員の合意がえられ、今後の行動目標が定められている。

難波紘二：生と死のおきて．溪水社

【健全な情報化社会を築く】

科学の歴史を見れば、科学者の数が増え、論文の総数が増えると、よこしまな人間の数も増えるのはわかりきっている。そして情報社会とは、多種多様な科学者が著しく増加し、情報の生産と消費が行われる社会なのだ。新しい社会で、不正や欺瞞がどのような形で出現するかは、起こってみないとわからない。ネット社会が、研究発表の場になり、さらにネット上の人々が研究対象になれば、そこにまた新たな倫理上の問題が発生するのは、予期されることだ。それにそなえて健全なネット社会の発展を促進することが、重要なのである。

日本では、五年後に世界一のネット社会をつくると豪語しているが、光ファイバーを張りめぐらし、各家庭にコンピュータを導入し、高速情報通信インフラをつくりあげることだけでは、ネット社会はできないのだ。ましてシステムが悪用されたり、善意で誤用されたりすることへの対応策を備えていないと、予想もできない災厄が起こり、市民を不安のどん底に突き落としたり、あるいは「旧石器遺跡捏造」のような大醜態を引き起こし、それは瞬時に全世界に伝えられ、世界の物笑いになることだって起こりうるのだ。

この事件では、藤村新一というアマチュア考古学者が、二〇年以上もの間、石器を「遺跡予定地」に埋め、周囲の考古学者や学会がそれにだまされつづけたというのが、真相のようであるが、不幸な事件から教訓を学び、科学的考古学を建設する努力を続けてほしいと願う。

引用文献

（1）W・ブロード、N・ウェード（牧野賢治訳）『背信の科学者たち』化学同人、一九八八

（2）ORIホームページ　http://ori.dhhs.gov/

（3）ネット研究についての報告書　http://www.aaas.org/spp/dspp/sfrl/projects/intres/main.html

（4）二〇〇〇年一一月五日以後の毎日新聞の「旧石器遺跡ねつ造」報道

（5）「旧石器遺跡ねつ造」関係の議論のホームページ
http://jomon.cside.ne.jp/ao-keijiban-rogu/ao-keijiban-rogu-mokuji.htm
http://www2.neocity.to/treebbs/tree.cgi?board=016/fake-debate&page=1

資料

難波紘二：生と死のおきて．溪水社

資料1　生命倫理　研究の歴史（第二章）

一九六〇年代　遺伝学、医学（人工腎臓、臓器移植）の急速な発展

六二　ワトソンとクリックのDNA構造モデルにノーベル賞

　カーソン『沈黙の春』出版

六三　コロラド大学で、初の肝臓移植

六四　千葉大で日本初の肝臓移植

六七　南アフリカで初の心臓移植

六八　英国で「生物学と倫理」のシンポジウム開催（王立地理学会主催）

　札幌医大で「和田心臓移植」事件発生

（この一〇年　高度成長経済始まる　都市化、核家族化始まる）

一九七〇年代

七四　日本脳波学会が脳死判定基準を作成

　ポッター『バイオエシックス』の邦訳出版

七五　有吉佐和子『複合汚染』出版

七八　上智大で「生命倫理」開講

七九　武見太郎（日本医師会会長）が「生命倫理」の重要性を指摘

（この一〇年　高度成長経済の達成　貧しさからの脱却　核家族の普遍化）

一九八〇年代　先端医療技術の導入盛んとなる
　医療秘書学院のカリキュラムに「生命倫理」の講義が導入される
八五　厚生省竹内班「脳死の竹内規準」を作成
八六　立花隆『脳死』出版
　米本昌平（京大理学部卒、三菱生命研）らの「生命倫理」専門家の出現
　唄孝一（都立大法学部教授）ら一部法律家の「医事法学、倫理学」への取り組み
八七　米本昌平ら『メタ・バイオエシックス』出版
八八　日本医師会生命倫理懇談会、脳死を人の死と認める
八九　島根医大で日本初の生体肝移植
八九〜九一　ベルリンの壁崩壊、ソ連消滅
　藤岡信勝（東大教育学部教授）ら共産党を脱党し、「国民の歴史」グループへ
　マルクス学者の商売変え始まる
（この一〇年　バブル経済の発生と破綻　既存倫理観の崩壊）
一九九〇年代　脳死が社会的問題になる
九〇　「脳死臨調」発足（会長　永井道雄）
　加藤尚武（京大倫理学教授）ら哲学系の「生命倫理学、応用倫理学」への取り組み
　社会学者、フェミニズム、市民運動グループの「生命倫理」への取り組み
九二　「脳死臨調」最終報告
九七　「臓器移植法」成立・施行

難波紘二：生と死のおきて．溪水社

九九　脳死体からの初の臓器移植

（この一〇年　「失われた十年」、長引く不況。産業社会から脱産業社会（情報社会）への変容始まる）

二〇〇〇年代　相つぐ医療事故、医師の技量・モラル低下、患者の権利意識の高まり

「生命倫理」論の花盛り

資料2　各国における死刑制度の現状（第十章）

【主な旧・現社会主義国】 注（　）内は廃止年

以下の国は廃止している。

チェコスロバキア（一九九〇）、ハンガリー（一九九〇）、ルーマニア（一九八九）

国名	死刑の有無	死刑に値する罪	処刑方法
アルメニア	有	殺人、強姦、誘拐、国事犯	銃殺
アゼルバイジャン	有	殺人、強姦、誘拐、国事犯	銃殺
ウズベキスタン	有	殺人、強姦、ハイジャック、反逆 破壊行為、経済犯、平和に対する罪	銃殺、絞首
ベラルーシ	有	殺人、強姦、ハイジャック、 経済犯、贈収賄、スパイ行為、反逆	銃殺、絞首
ポーランド	有	殺人、反逆、スパイ行為、国家公安罪、 経済活動の妨害	銃殺、絞首
ユーゴ	有	殺人、武装強盗、自殺幇助・教唆、海賊行為、 テロ行為、国事犯	銃殺
ロシア	有	殺人、強姦、ハイジャック、贈収賄、 平和に対する罪、経済犯、刑務所労働の 秩序破壊、強制労働施設の撹乱	銃殺、絞首

中国	有	殺人、強姦、窃盗、贈収賄、買収、密輸入、誘拐、人身売買、売春斡旋、猥褻物制作販売、反逆、スパイ行為、反革命的行為など	銃殺
北朝鮮	有	殺人、強姦、誘拐、窃盗再犯、反乱、国事犯、スパイ行為	銃殺、絞首
ベトナム	有	殺人、強姦、経済犯、横領、武器密輸、武装強盗、スパイ行為、反逆、平和に対する罪、など	銃殺
キューバ	有	殺人、強姦、男色、経済犯、反逆、外貨不法取引、国家公安罪	銃殺

【ヨーロッパ型社会】

以下はすべて廃止している。

アイスランド（一九二八）、アイルランド（一九九〇）、イタリア（一九四七）、英国（一九七三）、オーストリア（一九六八）、オランダ（一九八二）、ギリシア、スイス（一九九二）、スウェーデン（一九七二）、スペイン（一九七八）、デンマーク（一九七八）、ドイツ（一九四九）、ノルウェー（一九七九）、バチカン（一九六九）、フィンランド一九七二（）、フランス（一九八一）、ベルギー、ポルトガル（一八六七）、モナコ（一九六二）、リヒテンシュテイン（一九八七）、ルクセンブルグ（一九七九）

オーストラリア（一九八五）、ニュージーランド（一九八九）

資料2　各国における死刑制度の現状

【主なイスラム社会】

国名	死刑の有無	死刑に値する罪	処刑方法
アフガニスタン	有	殺人、略奪、不義密通、酒取引、国事犯、違法政治組織への加盟、爆発物輸入など	銃殺、鞭打ち、投石、絞首
アルジェリア	有	殺人、強姦、経済犯、貨幣偽造、国外逃亡、テロ行為、国家公安罪、軍用物損壊など	銃殺、絞殺
イラク	有	殺人、窃盗、資金横領、偽造、経済犯、強制猥褻、元首暗殺未遂、元首侮辱、脱走、スパイ行為、反逆など	銃殺、絞殺
イラン	有	殺人、不義密通、麻薬取引・使用、反逆、脱走、暴動、神に反する罪、神の冒涜	銃殺、絞首、投石
エジプト	有	殺人、強姦、放火、子供の遺棄、略奪、偽証、麻薬密売、交通機関損壊致死、敵との共謀、戦時不服従	銃殺、絞首
サウジアラビア	有	殺人、強盗、性犯罪、不義密通、背教、反逆、背教、神に反する罪、国家公安罪など	投石、斬首、銃殺
スーダン	有	殺人、不義密通、性犯罪、娼家経営、偽証、武装強盗、暴動、スパイ行為、国家経済撹乱、神に反する罪など	銃殺、絞首、投石、磔
トルコ	有	殺人、反逆、密輸入、国事犯、憲法違反	絞首

難波紘二：生と死のおきて．溪水社

バングラデッシュ	有	殺人、子供誘拐、強姦、白人婦女売買、密輸、貨幣偽造、闇取引、暴動煽動、破壊行為、国家公安罪	絞首、銃殺
パキスタン	有	殺人、誘拐、性犯罪、不義密通、横領、武装強盗、国事犯、神に反する罪、神の冒涜、マホメットの名の冒涜	絞首、投石

【アジア諸国】

国名	死刑の有無	死刑に値する罪	処刑方法
インド	有	殺人、焼身自殺教唆、自殺教唆、集団窃盗、証拠の偽造、暴動、テロ行為、国家公安罪など	銃殺、絞首
インドネシア	有	殺人、麻薬密売、反乱、反逆、国事犯	銃殺
ブータン	有	殺人、反逆	銃殺
ミャンマー	有	殺人、反逆、麻薬製造・密売	絞首
韓国	有	殺人、強姦、誘拐、窃盗再犯、反乱、国事犯、スパイ行為	銃殺、絞首
日本	有	殺人、強姦、加重窃盗、建造物破壊、反逆、反乱、ハイジャック、国事犯、爆発物使用、	絞首
カンボジア	有	殺人、強姦、反逆、暴動煽動、国家公安罪	銃殺
シンガポール	有	殺人、麻薬密売、偽証、火器所持、反逆、	絞首

スリランカ	有	大統領に対する暴力行為 殺人、自殺教唆、証拠捏造、麻薬製造・所持、所有権侵害、火器所持、略奪	絞首
タイ	有	殺人、強姦、誘拐、重窃盗、放火、不正取引、反逆、破壊行為、スパイ行為、テロなど	銃殺
台湾	有	殺人、強姦致死、海賊行為、放火、身代金要暴動、反乱、スパイ行為	銃殺、薬物 注射
ネパール	有	殺人、爆発物使用、機密漏洩、国事犯、国家と王家に対する犯罪	銃殺、絞首
フィリピン	有	殺人、強姦、嬰児殺し、人質、重大な贈収賄	ガス
香港	廃止(一九九〇)		

【アメリカ大陸】

廃止は以下の国。

ウルグアイ(一九〇七)、エクアドル(一九〇六)、コスタリカ(一八七七)、コロンビア(一九一〇)、ニカラグア(一九七九)、ハイチ(一九八七)、パナマ(一九〇三)、ベネズエラ(一九六三)、ホンジュラス(一九五六)

国名	死刑の有無	死刑に値する罪	処刑方法
アメリカ	州による	加重殺人、スパイ行為、ハイジャック致死	銃殺、電気、注射、絞首
アルゼンチン	実質廃止(一九八四)	国家公安罪、反逆、スパイ行為、暴動	銃殺

エルサルバドル	実質廃止(一九八三)	戦時犯罪のみ	銃殺
カナダ	実質廃止(一九七六)	暴動、反逆、スパイ行為	銃殺
グァテマラ	有	殺人、誘拐致死、強姦、尊属殺人	銃殺
ジャマイカ	有	殺人	絞首
チリ	有	殺人、テロ行為、スパイ行為、反逆、専属殺人、加重窃盗	銃殺
ドミニカ	有	殺人、反逆	絞首
メキシコ	実質廃止(一九三七)	戦時犯罪のみ	銃殺
パラグアイ	実質廃止(一九九二)	戦時反逆のみ	銃殺
ブラジル	実質廃止(一九七〇)	反逆、国家公安罪	銃殺
ペルー	実質廃止(一九七九)	戦時反逆のみ	銃殺
ボリビア	有	殺人、尊属殺人、反逆	銃殺
メキシコ	実質廃止(一九三七)	戦時犯罪のみ	銃殺

【アフリカ諸国】

国名	死刑の有無	死刑に値する罪	処刑方法
アンゴラ	廃止(一九九二)		
ウガンダ	有	殺人、反逆、武装強盗、密輸入、暴動	銃殺、絞首
エチオピア	有	殺人、武装強盗、海賊行為、経済犯、贈収賄、反革命、反逆など	

資料2　各国における死刑制度の現状

カボベルデ	廃止（一九八一）		
カメルーン	有	殺人、加重窃盗、反逆、壊乱、国家公安罪	絞首、銃殺
ガーナ	有	殺人、贈収賄、公金不正使用、外貨不正取引経済活動妨害、反逆、暴動、国家公安罪	銃殺
ガンビア	廃止（一九九三）		
ギニア	有	殺人、尊属殺人、毒物使用、暴動、国家公安罪、建造物破壊、公金横領	銃殺
ギニアビサウ	廃止（一九九三）		
ケニア	有	殺人、元首暗殺・失脚未遂、加重窃盗、反逆	絞首
コートジボワール	有	殺人、反逆、脱走、敵前降伏	銃殺
コンゴ	有	殺人、強姦、誘拐、窃盗再犯、氾濫、国事犯スパイ行為	銃殺、斬首
ザイール	有	殺人、強姦、武装強盗、誘拐、略奪、殺戮、国事犯、元首の生命侵害	銃殺、斬首
ジンバブエ	有	殺人、強姦、加重窃盗、反逆、陰謀、放火生活必需品の提供妨害、鉄道妨害	絞首
スワジランド	有	殺人、反逆、一歳以上の子供殺し、殺人儀式人肉所持	絞首
セネガル	有	殺人、毒物使用、人質、スパイ、反逆、暴動、脱走、国家公安罪	銃殺
ソマリア	有	殺人、国家公安罪、反逆、スパイ、破壊、	銃殺

タンザニア	有	反国家的宣伝活動、ストライキ煽動 殺人、反逆、クローブの密輸	銃殺
チャド	有	殺人、毒物使用、反逆、スパイ行為、脱走	銃殺
中央アフリカ	有	殺人、尊属殺人、誘拐、加重窃盗、反逆、スパイ行為	銃殺
ナイジェリア	有	殺人、武装強盗、誘拐、反逆、リンチ、国事犯	銃殺、絞首
ナミビア	廃止（一九九〇）		
ニジェール	有	殺人、反逆、加重窃盗、国事犯	銃殺
ブルンジ	有	殺人、誘拐、妖術、人食い、反逆、国家元首暗殺未遂、武装集団設立	絞首、銃殺
ベニン	有	殺人、反逆、子供の売買、妖術・魔術	銃殺
南アフリカ	有	殺人、子供の誘拐、強姦、加重窃盗・強盗、テロ行為、国事犯	絞首
モザンビーク	廃止（一九九〇）		
リベリア	有	殺人、反逆、テロ行為、加重窃盗、贈収賄、海賊行為	銃殺、絞首
ルワンダ	有	殺人、尊属殺人、嬰児殺し、強盗、窃盗、誘拐、妖術、反逆、国家機密漏洩、政府転覆	銃殺

【その他】

国名	死刑の有無	死刑に値する罪	処刑方法
イスラエル	実質廃止(一九五四)	反逆、戦時犯罪、破壊行為、テロ行為	絞首

資料3　研究の誠実性を保証するために、米国で採用されている制度（第十二章）

Ⅰ、「優良実験室制度」ＧＬＰ（Good Laboratory Practice）

（http://www. fda. gov/ora/compliance_ref/bimo/q_as. htm）

> 一九七〇年代に米国で医薬品の毒性試験のねつ造が問題となり、ＦＤＡが製薬会社などの毒性試験や食品会社などを対象に定めたもの。これは、すべての生データを第三者の「Quality Assurance Unit: ＱＡＵ」（精度管理委員会）が監査して、最終報告書（論文）と生データが一致することを保証する方法である。一九八〇年代には、英国なども同様のＧＬＰ制度を導入している。

日本にも食品製造、医薬品製造、医学的検査などに類似のものがあるが、ＧＬＰほど徹底していないので、「雪印乳業」の黄色ブドウ球菌入り牛乳事件などが起きている。

Ⅱ、「研究の誠実保証課」ＯＲＩ（Office of Research Integrity）

（http://ori. dhhs. gov/）

> 米国の「ＰＨＳ（Public Health Service）」（厚生省）にある組織。
> 米国では生命科学分野で科学者の不正が多いので、これに対処するために一九九二年にＯＲＩ

ができた。政府から研究費をもらっている研究に対して、科学の警察（検察）の役割をするところ。

　この機関は、法律と科学の専門家の混成チームからなっており、いわば科学研究の警察（検察と裁判所の機能も合わせもつ）の役割をになっている。


しかしこれが発足するまでには、十年近い歳月がかかっている。一九八〇年頃に多発した不正に対処するため、ゴアやケネディ議員が中心的に動いて、立法措置がとられたのが出発点である。

日本では医学部を中心に「倫理委員会」がつくられているが、それは研究法法や研究対象が倫理的かどうかを審議していて、「研究者が倫理的かどうか」を監視・調査する制度はない。

あとがき

この本を書いた意図については「はじめに」で述べたので、繰り返さない。

当初は十章で終わるはずであったが、執筆中に「旧石器遺跡捏造」事件が起きたり、あまりにも視野の狭いフェミニズム運動家の著作を読んだりしたため、二章分をつけ加えた。

図版について青山学院大学の高橋達史教授、ORIについて大阪吹田市の斯波久二雄氏のご教示をえたことを記して、感謝したい。英文抄録には難波ルリアさんのお世話になった。

デジタル時代を迎えて「本の運命」がいろいろ取りざたされているが、私はそれほど悲観していない。本も、インターネットや携帯情報端末を見習って、変わっていったらよいのだ。

数学にフラクタルという考え方がある。部分がたえず全体を再現している構図のことで、実は生物など自然界がそうなっている。この本にはフラクタルの考え方とインターネットで使われているハイパーテキストの考え方が採用してある。

以下この本における「実験」を説明する。

普通の和書にある「奥付」(書誌学的情報が記載してあるページ)を、本書では初めにもってきた。

コピーした場合、題名と書誌学的情報が一度にコピーできるようにしてある。

目次は章の題名だけでなく、小見出しも掲載してあり、すぐにその項目を読み始めることができる。

各ページの柱には、奇数ページに章のタイトルを、偶数ページに書名と著者、出版社を入れた。これで見開きページ単位で、そのページと書物全体との関連性が保持される。

巻末には出来るだけくわしい索引をつけた。これは一種のリンクであって、これを利用して読者は関連ページへ飛ぶことができる。（本当はテキストに索引語の部分を色刷りしたかったが、費用の関係でやめた）

各章の終わりにその章での記述にかかわる参考文献をあげたが、巻末に改めて全体への参考文献と各章で引用した書物をまとめて掲載し、利用に便利なようにした。

英語の世界共通語としての性格を考え、章のタイトルと内容の抄録を、英文で収録した。

著者や出版社に直接意見が述べられるように、両者の電子メールアドレスを収録した。

著者にしてみると、一冊の本を初めから、テキストの流れにそって読者に読んでもらえるのはありがたいと思うが、大量の情報を処理する必要のある今日、私はそういう読書法をおすすめしない。興味をひいた箇所、面白いと思った箇所から、読んでもらえればよいし、全部を読む必要もない。そういう立体的な読み方が可能なように実験してみた。

結果はどうか。読者から折り込み葉書やメールで感想を知らせていただくと、大変ありがたいと思う。

もうひとつの実験は、この書を出版してくれた木村逸司社長が行うことになった。地方都市の出版社からどれだけ全国に情報の発信ができるか。情報化社会は、大都市と地方とのさまざまな情報格差を減少させることは確かであるが、この本の売れ行きがそれを証明するものとなるかどうか。実験を引き受けてくれた木村社長にお礼申し上げる。

二〇〇一年三月　　東広島キャンパスにて　　著　者

索　引

【き】

【し】

【す】

【つ】

【て】

【と】

【ふ】

【へ】

【ほ】

参考文献

Ⅰ．全体への参考文献

これから生命倫理について勉強しようとする方のために。

1）飯島宗一、加藤延夫（監修）：人間性の医学．名古屋大学出版会、1997

2）加藤尚武、松山寿一（編）：現代倫理と世界．晃洋書房、1996

3）山極寿一：家族の起源—父性の登場．東京大学出版会、1994

4）西田利貞：人間性はどこから来たか—サル学からのアプローチ．京都大学学術出版会、1999

5）リチャード・ドーキンス（日高敏隆他訳）：利己的な遺伝子．1991

6）ブルース・アルバートほか：細胞の分子生物学　第3版．ニュートンプレス、1995

7）柳田充弘：DNA学のすすめ．講談社ブルーバックス、1984

8）永野耐造、若杉長英：現代の法医学．金原出版、1983

9）菊池浩吉、吉木　敬：新病理学総論．南山堂、1998

10）中込弥男：ヒトの遺伝．岩波新書、1996

11）高久史麿〔編〕：医の現在．岩波新書、1999

12）坪田一男：移植医療の最新科学．講談社ブルーバックス、2000

Ⅱ．各章で引用した参考文献の再掲（五十音順）

〔ア行〕

1）アイラ・Ｉ・レヴィン：　ブラジルから来た少年．早川書房、1982

2）アーサー・フェリル（鈴木主税、石原正毅訳）：戦争の起源．河出書房新社、1988

3）アポロドーロス（高津春繁訳）：ギリシア神話．岩波文庫、1953

4）アラン・ムーアヘッド（篠田一士訳）：白ナイル―ナイル水源の秘密．筑摩書房、1970
5）有吉佐和子：恍惚の人．新潮社、1972
6）有吉佐和子：複合汚染．新潮社、1975
7）有賀　貞：アメリカ史概論．東京大学出版会、1987
8）アルビン・トフラー：第三の波．中央公論社、1982
9）アルフレード・ヴァラダン（伊藤 剛ほか訳）：自由の帝国―アメリカン・システムの世紀．NTT 出版、2000
10）イヴォンヌ・クニビレール、カトリーヌ・フーケ（中嶋公子ほか訳）：母親の社会史．筑摩書房、1994
11）生田　哲：生殖革命．東京書籍、2000
12）石井良助：江戸の刑罰．中公新書、1964
13）石浜淳美：セックス・サイエンス．講談社ブルーバックス、1986
14）今井道夫：生命倫理学入門．産業図書、1999
15）岩波書店編集部編：これからどうなる21．岩波書店、2000
16）ウィトゲンシュタイン：論理哲学論．中公バックス　世界の名著70所収、中央公論社、1980
17）ヴァン・R・ポッター（今堀和友、小泉　仰、斎藤信彦訳）：バイオエシックス―生存の科学」、ダイヤモンド社、1974
18）ヴォルテール（池田　薫訳）：浮き世のすがた他六篇．岩波文庫、1953
19）梅原　猛（編）：「脳死」と臓器移植．朝日新聞社、1992
20）占部文麿：バイオエシックス．メディカルフレンド社、1982
21）エズラ・F・フォーゲル（広中和歌子、木本彰子訳）：ジャパンアズ ナンバーワン．TBS ブリタニカ、1979
22）江原由美子（編）：生殖技術とジェンダー．勁草書房、1996
23）F. J. Ebling (ed.): Biology and Ethics. Academic Press, 1969
24）エピクロス（井出 隆、岩崎允胤訳）：教説と手紙．岩波文庫、1959
25）H・T・エンゲルハート、H・ヨナスほか（加藤尚武ほか編）：バイオエシックスの基礎．東海大学出版会、1988

難波紘二：生と死のおきて．渓水社

26）大塚公子：死刑執行人の苦悩．創出版、1988
27）荻野富士夫：思想検事．岩波新書、2000
28）小田　晋：人はなぜ犯罪をおかすのか？　はまの出版、1994

〔カ行〕
29）加藤尚武、加茂直樹（編）：生命倫理学を学ぶ人のために．世界思想社、1998
30）加藤尚武：脳死・クローン・遺伝子治療．PHP 新書、1999
31）カレル・ヴァン・ウォルフレン（鈴木主税訳）：人間を幸福にしない日本というシステム．毎日新聞社、1994
32）岸本英夫：死を見つめる心—ガンとたたかった十年間．講談社、1964
33）共同通信社社会部移植取材班（編著）：凍れる心臓．共同通信社、1998
34）金城清子：生殖革命と人権—産むことに自由はあるのか．中公新書、1996
35）熊谷善博：複製人間クローン．飛鳥新社、1997
36）黒木敏郎：イルカと人間．講談社現代新書、1973
37）クローン技術研究会：クローン技術．日本経済新聞社、1998
38）厚生省保健医療局臓器移植法研究会（監修）：臓器の移植に関する法律関係法令通知集．中央法規、1998
39）古森義久：大学病院で母はなぜ死んだか．中央公論社、1995
40）コリン・ウィルソン(高儀 進訳)：殺人ケースブック．河出文庫、1992
41）コリン・ウィルソン(中山 元、二木麻里訳)：殺人狂時代の幕開け．青弓社、1994
42）コリン・ウィルソン（関口　篤訳）：犯罪コレクション（上・下）．青土社、1994
43）コンラート・ローレンツ（日高敏隆訳）：攻撃—悪の自然誌．みすず書房、1970
44）コンラート・ローレンツ（日高敏隆、大羽更明訳）：文明化した

人間の八つの大罪．思索社、1973

〔サ行〕
45）佐伯啓思ほか：優雅なる衰退の世紀．文芸春秋、2000
46）佐々木隆三：死刑囚永山則夫．講談社、1994
47）佐藤孝道：出生前診断．有斐閣選書、1999
48）関根清三（編）：死生観と生命倫理．東京大学出版会、1999
49）ジョン・C・エックルス（伊藤正男訳）：脳の進化．東大出版会、1990
50）R・F・ジョンストン（入江曜子、春名 徹訳）：紫禁城の黄昏．岩波文庫、1989
51）セント＝ジョルジ（国弘正雄訳）：狂ったサル—自滅の危機にたつ人類．サイマル出版会、1972
52）Jhon Hinton: Dying. Penguin Books, 1967

〔タ行〕
53）竹内靖雄：国家という迷信．日本経済新聞社、2000
54）立花　隆：脳死．中央公論社、1986
55）立花　隆：脳死再論．中央公論社、1988
56）立花　隆：サル学の現在．平凡社、1991
57）立花　隆：脳死臨調批判．中央公論社、1992
58）立花　隆：人体再生．中央公論新社、2000
59）田山花袋：時は過ぎゆく．新潮社、1916（近代文学館　名著復刻全集版）
60）デイヴィッド・M・ロービック（近藤茂寛訳）：わが子はクローン．創芸出版、1999
61）J・ディヴィッド・ボルター（土屋 俊、山口人生訳）：チューリング・マン．みすず書房、1995
62）デスモンド・モリス（日高敏隆訳）：裸のサル．角川文庫、1979
63）J・A・デュボア（重松伸司訳）：カーストの民—ヒンドゥーの習俗と儀礼．平凡社、1988

難波紘二：生と死のおきて．溪水社
64）トーマス・ペイン（小松晴雄訳）：コモン・センス．岩波文庫、1948
65）ドナルド・R・グリフィン（渡辺政隆訳）：動物は何を考えているのか．どうぶつ社、1989

〔ナ行〕
66）長尾龍一・米本昌平編：メタ・バイオエシックス．日本評論社、1987
67）永井均、小泉義之：なぜ人を殺してはいけないのか？　河出書房新社、1998
68）難波紘二：改訂版　歴史のなかの性—性倫理の歴史．溪水社、1994
69）西田利貞：人間性はどこから来たか．京大学術出版会、1999
70）新田孝彦：入門講義　倫理学の視座．世界思想社、2000

〔ハ行〕
71）橋爪大三郎：性愛論．岩波書店、1995
72）長谷川伸：日本敵討ち異相．　中公文庫、1974
73）藤田久一：戦争犯罪とは何か．岩波新書、1995
74）伏見憲明：性の倫理学．朝日新聞社、2000
75）ピーター・J・ボウラー（横山輝雄訳）：チャールズ・ダーウィン；生涯・学説・その影響．朝日新聞社、1997
76）V・ブライテンベルグ（加地大介訳）：模型は心を持ちうるか．哲学書房、1987
77）フランシス・フクヤマ（鈴木主税訳）：大崩壊の時代．早川書房、2000
78）フレデリック・ドルーシュ（木村尚三郎監訳）：ヨーロッパの歴史　第2版．東京書籍、1998
79）W・ブロード、N・ウェード（牧野賢治訳）：背信の科学者たち．化学同人、1988
80）ベッカリア（風早八十二ほか訳）：犯罪と刑罰．岩波文庫、1938

81）Ｉ・プリゴジン、Ｉ・スタンジェール（伏見康治ほか訳）：混沌からの秩序．みすず書房、1987
82）Howard S. Levy: Chinese Footbinding: The history of Curious Erotic Custom. Bell Pub. Co., New York, 1967
83）Potter, V. R.: Bioethics, The Science of Survival. Persp. Biol. Med. 14: 127-153, 1970.

〔マ行〕
84）町野　朔、秋葉悦子（編）：資料・生命倫理と法Ⅰ、脳死と臓器移植（第三版）．信山社、1999
85）松沢哲郎：チンパンジーの心．岩波現代文庫、2000
86）松永俊男：ダーウィンをめぐる人々．朝日新聞社、1987
87）マーク・Ｂ・アダムズ（編著）（佐藤雅彦訳）：比較「優生学」史．現代書館、1998
88）水口博也：クジラ大海原をゆく．岩波ジュニア文庫、1992
89）水谷　弘：脳死―ドナーカードを書く前に読む本．草思社、1999
90）宮台真司ほか：性の自己決定原論．紀伊國屋書店、1998
91）三輪史朗：血液の話．中公新書、1988
92）村上　龍：コインロッカー・ベイビーズ．角川文庫（初版：講談社、1980）
93）村上　龍：「失われた十年」を問う．NHK 出版、2000
94）村山　司、笠松不二男：ここまでわかったイルカとクジラ．講談社ブルーバックス、1996
95）室伏哲郎：日本汚職全史―ミレニアム構造汚職130年史．世界書院、2000
96）森　鷗外：高瀬舟．
97）森下直貴：死の選択―生命の現場から考える．窓社、1999
98）森田勝昭：鯨と捕鯨の文化史．名古屋大学出版会、1994
99）マーサ・Ｃ・ナスバウム、キャス・Ｒ・サンスタイン（中村桂子、渡会桂子訳）：クローン、是か非か．産業国書、1999
100）マーティン・デイリー、マーゴ・ウィルソン（長谷川真理子、長

難波紘二：生と死のおきて．溪水社

谷川寿一訳)：人が人を殺すときー進化でその謎をとく．新思索社、1999

101) マルタン・モネスティエ（吉田春美、大塚宏子訳)：死刑全書．原書房、1996

102) マルタン・モネスティエ（吉田春美、大塚宏子訳)：奇形全書．原書房、1996

103) ミシェル・フーコー（渡辺守章訳)：性の歴史Ⅰ　知への意志、性の歴史Ⅱ　快楽の活用．新潮社、1986

〔ヤ行〕

104) 柳沢桂子：われわれはなぜ死ぬのか―死の生命科学．草思社、1997

105) 柳田邦男：犠牲―わが息子・脳死の11日．文芸春秋、1995

106) 山崎正和ほか：近代日本の百冊を選ぶ．講談社、1994

107) 山田風太郎：半身棺桶．徳間書店、1991

108) ユージン・リンデン（岡野恒也、柿沼美紀訳)：悲劇のチンパンジー．どうぶつ社、1988

109) 吉田八岑：ギロチン―処刑の文化史．北宋社、1991

110) 養老孟司：唯脳論．青土社、1989

111) 米本昌平ほか：優生学と人間社会．講談社現代新書、2000

〔ラ行〕

112) ラ・ロシュフーコー(吉川 浩訳)：運と気まぐれに支配される人たち．角川文庫、1999

113) リサ・ベルキン（宮田親平訳)：いつ死なせるか―ハーマン病院倫理委員会の六ヶ月．文芸春秋、1994

114) リチャード・ドーキンス（日高敏隆ほか訳)：利己的遺伝子．紀伊國屋書店、1991

115) レヴィ・ストロース(三保 元訳) ：はるかなる視線．みすず書房、1988

116) レイチェル・カーソン（青樹梁一訳)：生と死の妙薬．新潮社、

1964
117）レイチェル・カーソン（青樹梁一訳）：沈黙の春．新潮社、1974
118）歴史学研究会（編）：国民国家を問う．青木書店、1994

〔ワ行〕
119）和田寿郎：ゆるぎなき生命の塔を―信夫君の勇気の遺産を継ぐ．青河書房、1968

著者略歴

難　波　紘　二（なんば　こうじ）医学博士、広島大学教授

1941年　広島市生まれ
　　　　広島大学医学部卒業
　　　　呉共済病院臨床病理科医長
1974年　アメリカ国立癌研究所病理部に留学（ＮＩＨ国際奨学生）
1977年　広島大学医学部非常勤講師
1982年　広島大学総合科学部教授

著　書　「新分類による悪性リンパ腫アトラス」（共著、文光堂、1981年）
　　　　「よみがえるカルテ」（溪水社、1983年）
　　　　「現代病理学大系」（共著、中山書店、1987年）
　　　　「歴史のなかの性　改訂版」（溪水社、1994年）　ほか
訳　書　Ｍ・ローズ「死者の護民官—医師トーマス・ホジキン伝—」
　　　　（西村書店、1984年）
　　　　Ｅ・Ｒ・ロング「病理学の歴史」（西村書店、1987年）

〈連絡先〉　〒739-8521　東広島市鏡山1-7-1　広島大学総合科学部
　　　　　E-mail:konanba@hiroshima-u.ac.jp

生と死のおきて —生命倫理の基本問題を考える—

2001年4月10日　発　行
2003年10月10日　第2刷

著　者　難　波　紘　二

発行所　株式会社　溪　水　社
　　　　広島市中区小町1-4（〒730-0041）
　　　　TEL 082(246)7909　FAX 082(246)7876
　　　　URL:http://www.keisui.co.jp/
　　　　E-mail:info@keisui.co.jp

ISBN4-87440-646-7 C0012

Abstract

Japan is rapidly moving from an industrial society to a post-industrial one, i.e., information and technology society. Accordingly, moral and ethics which supported the old society and were considered eternal by many are crumbling. People are thus in great confusion without an established new ethical code. That is the main reason why so many unethical behaviors were observed in today's Japan.

The term "bio-ethics" is commonly used in Japan as an equivalent to the medical bio-ethics. A broader category was adopted in this book in order to encompass topics such as animal experimentation, preservation of environments, capital punishment and war.

Issues of brain death and organ transplantation were discussed in relation to the changing concept of human death. Ethical aspects of homicide, infanticide and suicide were dealt in the following chapters and the meaning of freedom was scrutinized. Issues of abortion were examined in a viewpoint of continuation of life from the fertilization to the birth. Problems of research ethics in an information society were discussed in the concluding chapter.

Throughout the book, the author tried to present scientific explanations for ethics based on historical evidences, biological sciences and a principle of mutualism.

The Rules of Life and Death: Fundamental Problems in Bio-ethics

by
Kōji Nanba, M. D., Ph. D.

Contents